看護・医療系の国語常識をひとつひとつわかりやすく。

石関直子 著

まえがき

皆さん、こんにちは。この本は、看護医療系大学・専門学校で学ぶ皆さんの国語力アップのために書いたものです。

近年、医療現場では「患者主体の医療の実践」が課題となっています。患者のニーズに応じたきめ細かな医療の提供が、21世紀の医療現場で求められているわけです。患者の最も近くで患者の療養に寄り添うのは看護師などの医療スタッフです。患者がこちらに何を求めているのかを的確に理解し、それを治療に反映させるには、医療知識や技術と同じくらい、「コミュニケーション能力」が求められます。

この本では医療従事者のコミュニケーション能力を支える力を「国語常識」「書く力」「読む力」「話す力」「聴く力」の5つに分けて、ひとつひとつ丁寧に説明してみました。解説と例題、練習問題、復習テストを総合的に学ぶことで力がつくように構成されています。義務教育レベルから大学入試レベル、そして国家試験レベルの問題をバランスよく取り上げ、図表やグラフなども盛り込んで、可能な限り詳しく説明をしたつもりです。

自然災害やコロナ禍など、人類未曾有の困難の中で、全身全霊で患者のために貢献するエッセンシャルワーカーを目指す皆さんに、心から敬意を表します。この本が、皆さんが患者とその家族、そして同僚から、信頼され尊敬され感謝される、立派な医療従事者になる一助となれば、とてもうれしく思います。

最後に今回の執筆を支えてくださったGakkenの皆さんに心から感謝申し上げます。

石関直子

もくじ

1章 国語常識

2章 書く力

3章 読む力

4章 話す力

5章 聴く力

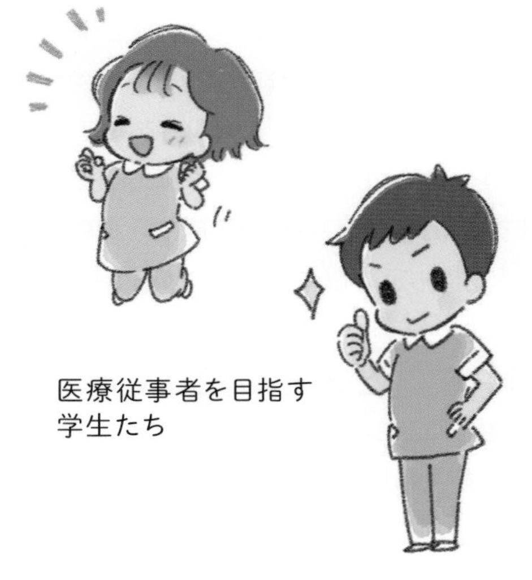

医療従事者を目指す
学生たち

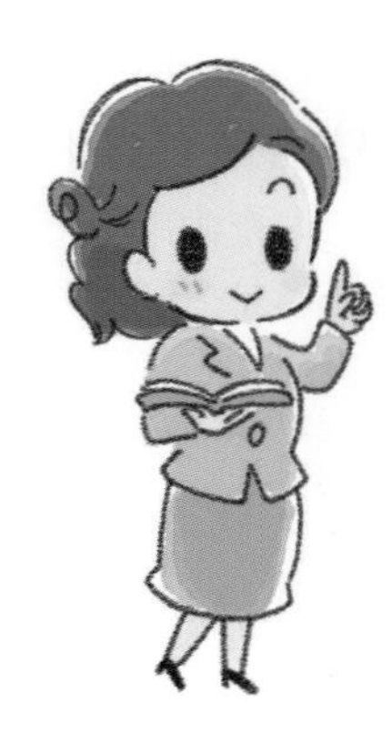

国語常識を教えてくださる
石関直子先生

この本は各章が「はじめに」「知識の確認（解説）」「例題」「練習問題」に加えて、章末の「復習テスト」で構成されています。まず「はじめに」で各章の学習目的を理解してから、解説文を読んで、知識の確認を行っていきましょう。次に「例題」や「練習問題」に取り組みます。最後に章末の「復習テスト」にチャレンジし、身につけた知識を整理しましょう。

01 1章のはじめに

「国語常識」は、「書く・読む・話す・聴く」の基本となる知識です。理解し、身につけ、使いこなすポイントをいくつか紹介しましょう。

1 漢字の意味を考えよう

漢字は「表意文字」なので、それぞれに意味があります。漢字を覚える時には、意味を理解することが基本です。例えば「患者」とは「患っている者」、「臓器移植」とは「ある人の臓器を別の人に移して植える」という意味です。

2 フィーリングに頼らず、ひとつひとつ丁寧に覚えよう

最近は「『続く』は『つづく』だから『ひとつずつ』も『ひとつづつ』でもいいよね」「『良い→良かった』『悪い→悪かった』だから『違う』の過去形も『違かった』だよね」など、ノリや感覚で書いたり口にしたりする傾向が見られます。医療現場では立場や年代の異なる人に、自分の文章を読んでもらうことも多いのです。正しく記述できれば、同僚や患者からも信頼されます。言葉に対する意識を高く持ち、そのつど正確に身につけるようにしましょう。

3 由来や起源もたどってみよう

「五里夢中」。よく見られる誤表記ですね。「五里（20km）くらいの長い間、物事に夢中になった」という意味だそうです（それはそれで合っているような気もしてしまいますが……）。しかし正しくは「五里霧中」。古代中国の仙術士が、五里四方を霧で閉ざす仙術を使って、相手を迷わせた、という話が由来です。そこから「相手の事情がつかめず、判断に迷ったり手探りで行動したりすること」という意味になったわけですね。ことわざや故事成語を身につける時は、こうした由来や起源から理解すると、正しく身につき、記憶も定着しますよ。

4 失敗を恐れず、どんどん使ってみよう

「内科の○○先生、風邪をこじらせて休診ですって」

「あら、医者の不養生ね」

このように、ことわざや慣用句を盛り込んだ会話は多くの人に好まれます。会話の中にユーモアや相手への配慮が生まれるからです。ただこれは使うことで少しずつ身につくものです。はじめのうちは「今日入院した○○さん、気の置けない同室の人たちの中で、緊張してましたよね」「あなた、『気の置けない』の使い方、間違っているわよ」と先輩から指摘されてもめげずに、どんどん使っていきましょう。やがて患者さんと「私は団塊（の世代）だよ」「そうなんですか !?　私はゆとり（の世代）です」と会話のキャッチボールができるようになります。

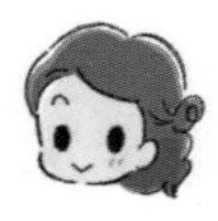

5 言葉は変化することも知っておこう

昨今では言葉の専門家でも「雰囲気」を「ふいんき」（正しくは「ふんいき」）と言う人がいるくらい、誤読がそのまま普及、浸透する現象が随所に見受けられます。その一方で「ひとつずつ」も古文の授業では「ひとつづつ」と習ったように、言葉は時とともに変化していきます。また、1つの言葉に様々な解釈や学説が出てくることもあります。「的を得る」というと「的は射るものだ。得るものじゃない」という突っ込みも、最近ではさらにそれに突っ込みが入るようになってきました。言葉は生きていて、移り変わっていくことも知っておきましょう（ただし、「的を」に続く動詞は、今のところ「得る」ではなく「射る」を使ったほうが安心です）。

さあ、用意は
いいかな？
「書く」「読む」
「話す」「聴く」の
基本となる「国語常識」を、
しっかり身につけ、
使いこなしましょう。
はい！
ガンバロー！

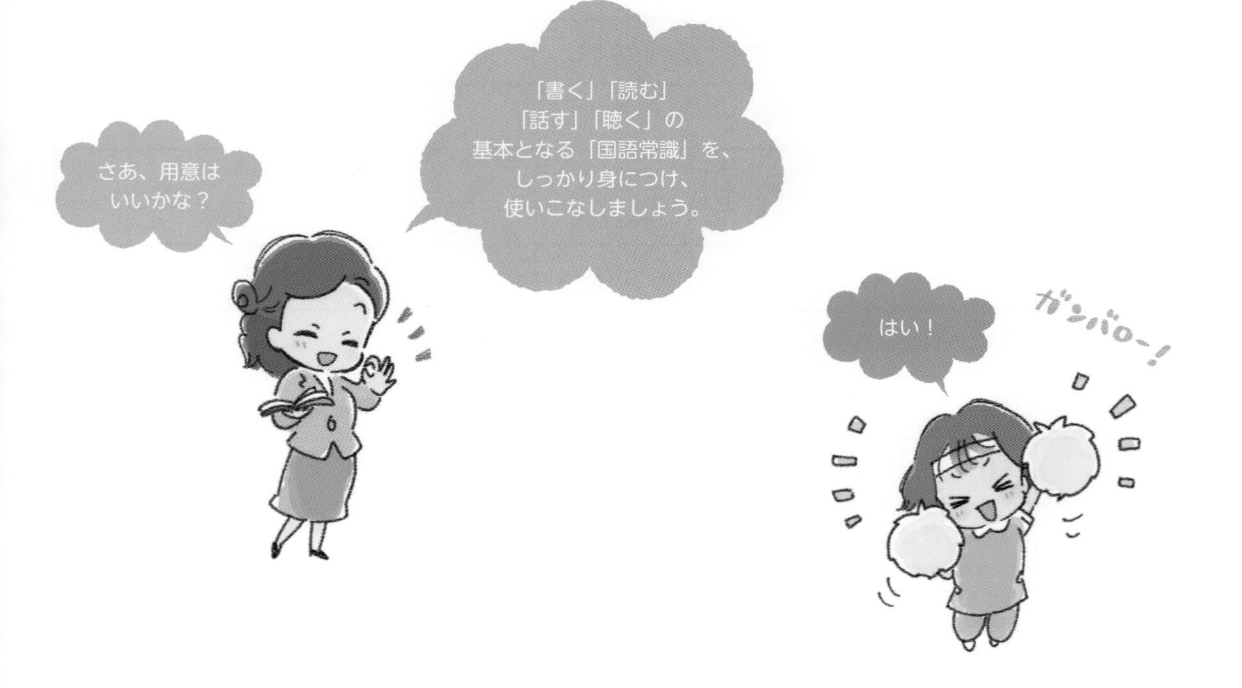

02 間違いやすい漢字 ①書き方

赤字の言葉は、漢字を間違えて覚えていたり、つい書き間違えたりしやすいものです。正しい知識を確認しましょう。漢字を覚える時には、意味を理解することが基本です。

曖昧（あいまい）	「アイ」も「マイ」も「日へん」。「目へん」ではありません。
価値観（かちかん）	「価値についての**観**念」。「感覚」ではないので、「価値**感**」ではありません。
我慢（がまん）	「慢」の意味は「長引くこと」。「長～くガマン」と覚えれば「我**漫**」にはなりません。
環境（かんきょう）	なぜか「境」を「**境**」と書く人多し。
完璧（かんぺき）	「完**壁**」ではないよ。
虐待（ぎゃくたい）	「虐」の字に注意。「**虐**」ではないよ。
拒絶（きょぜつ）	「**拒**」ではないですよ。
均衡（きんこう）	「衡」と「衝」は間違いやすい。
軽率（けいそつ）	「率」を「卒」と書かないで。
携帯電話（けいたいでんわ）	どうして「**携**帯電話」と書く人が多いのでしょう。
小遣い（こづかい）	「小使い」ではありません。
孤独（こどく）	「孤」の字体に注意。 はね→孤←はらい ↑この画を忘れずに
散漫（さんまん）	「漫」は「集中できない」こと。「慢」ではありません。
指摘（してき）	「指」も「摘」も手へん。「摘」を「適」と書かないように。
持論（じろん）	「自論」と間違いやすい。
象徴（しょうちょう）	「徴」と「微」はまったく別の字。
真剣（しんけん）	「剣」の「つくり」は「**刂**（りっとう）」。「真**険**」と間違いやすい。
衰弱（すいじゃく）	「衰」が「**衷**」にならないよう、よーく見て。
精神（せいしん）	「精**心**」と書く人多し。意味的にはイケるような気もしますが、間違いです。
成績（せいせき）	「績」が「積」にならないように。「セキ」を「績」と書く主な熟語は、「成績」「功績」「実績」「業績」。「成功実業」と覚えましょう。
専門学校（せんもんがっこう）	「**専**」ではなく「専」。「問」ではなく「門」。

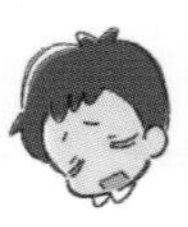

旋律（せんりつ）	「旋」と「施」は間違いやすい。
送迎（そうげい）	「迎」を一画多く書いて「**迎**」にしてはいけません。
喪失（そうしつ）	「**喪**」と書かないように。
展開（てんかい）	思わず「**展**」と書きたくなるので、気をつけましょう。
同類項（どうるいこう）	「項（こう）」と「頃（ころ）」は似て非なる字。
努力（どりょく）	まさか「**怒**力」とは書かないようにね。
貪欲（どんよく）	「貪」と「貧」は、違いをよーく見て正しく。
犯罪（はんざい）	「**犭**（けものへん）」を「**扌**（てへん）」にしないで。
不可欠（ふかけつ）	「欠く可（べ）からず（＝欠かすことができない）」で「不可欠」。「不可**決**」と書く人が多過ぎです。
複雑（ふくざつ）	「複」の部首は「**衤**（ころもへん）」。「**礻**（しめすへん）」ではないよ。
紛争（ふんそう）	「紛」を「扮」や「粉」と混同しないように。
弊害（へいがい）	「弊」と、「紙幣」の「幣」は別の字。
平均（へいきん）	「均」を一画はしょって「**均**」としない。
私達（わたしたち）	「達」が「**達**」にならないように。横画は五本。

練習問題

→答えは156ページ

問　次の①～⑩の下線部の漢字が正しければ○を、間違っている場合は下線部全体を正しい漢字に直しなさい。

① <u>患護士</u>　（　　　　）
② <u>看者</u>　（　　　　）
③ <u>医僚</u>従事者　（　　　　）
④ 歯科<u>衛星士</u>　（　　　　）
⑤ <u>臨床</u>検査技師　（　　　　）
⑥ <u>悩死移殖</u>　（　　　　）
⑦ 細胞の<u>増植</u>　（　　　　）
⑧ がん細胞が<u>増化</u>する。（　　　　）
⑨ 体温が<u>低化</u>する。（　　　　）
⑩ <u>下熱剤</u>を飲む。（　　　　）

03 間違いやすい漢字 ②読み方

赤字の漢字は読み間違いしやすいものです。正しい読み方を覚えましょう。

医療の倫理（りんり）	道徳。「論理（ろんり）」とは別の語。
看護目標を完遂（かんすい）する	やり遂げること。「かんつい」と読まないように。
臨機応変な措置（そち）をとる	「処置（しょち）」と混同しないように。
法を遵守（じゅんしゅ）する	守り従うこと。「そんしゅ」ではありません。
結核患者が漸次（ぜんじ）減少する	徐々に。「ざんじ」と読まないように。
暫時（ざんじ）の休憩に入る	しばらくの間。「ぜんじ」と読まないように。
医療が逼迫（ひっぱく）する	差し迫ること。「逼」は常用漢字表にないため「ひっ迫」と書くことも多い。
未曾有（みぞう）の出来事	未だかつて起こったことがないこと。「みぞゆう」と読まないこと。
医者の不養生（ふようじょう）	いたわらないこと。同じ意味で「無養生」と書くと、読みは「ぶようじょう」。
心の内奥（ないおう）に触れる	「ないおく」と読まないようにしましょう。
奥義（おうぎ）を身につける	やはり「奥」を「おう」と読みます。
弾劾（だんがい）裁判	人を厳しく攻撃するための裁判。「劾」は「効」と似ていても「だんこう」とは読みません。
会釈（えしゃく）を交わす	軽い挨拶。「かいしゃく」とは読みません。
技術を会得（えとく）する	身につけること。「会釈」と同じく「会」を「え」と読む熟語。
先達（せんだつ）の教え	先輩。「せんだち」ではありません。
早急（さっきゅう）に対処する	至急。「そうきゅう」とも読みます。
刹那（せつな）的な考え	極めて短い時間。「さつな」ではないよ。
経営が破綻（はたん）する	崩れ去ること。「はじょう」と間違いやすい。
借金を相殺（そうさい）する	互いに差し引いて消滅させること。「そうさつ」と読みがち。
非業（ひごう）の死を遂げる	思いもよらない。「ひぎょう」ではない。
風説の流布（るふ）	世間に流れること。「りゅうふ」と読まないように。

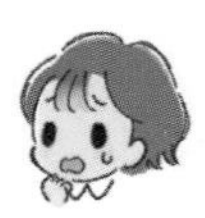

所謂（いわゆる）団塊の世代に属する	俗に言う。「しょい」と読みたくなりますが、違います。
偉人と呼ばれる所以（ゆえん）	理由。「しょい」とやはり読みたくなりますが、違います。
従容（しょうよう）として死に赴く	落ち着いた様子。「じゅうよう」とは読みません。
全国各地を遊説（ゆうぜい）する	自分の意見を各地に説き回ること。「ゆうぜつ」と読みたくなりますが、ちがいます。
平生（へいぜい）の健康管理が大切だ	普段。「へいじょう」とは読みません。
久遠（くおん）の理想	永遠。「きゅうえん」とは読みません。
稀有（けう）（希有（けう））の才能	稀（まれ）なこと。「きゆう」は誤読。
書類を押収（おうしゅう）する	強制的に取り上げること。「おすしゅう」とは読みません。
病巣（びょうそう）が広がる	病におかされている箇所。「びょうす」と間違えないように。
親指が壊死（えし）する	体の組織や細胞が部分的に死ぬこと。「かいし」は誤り。
湯治（とうじ）に行く	温泉地に長期間滞在して病気療養すること。「ゆじ」ではありません。
医師が施術（せじゅつ）する	医療技術を施すこと。「しじゅつ」とも読みます。
雰囲気（ふんいき）の良い病院	「ふいんき」と読まないように。
既出（きしゅつ）の話題	「がいしゅつ」ではありませんよ。
脆弱（ぜいじゃく）なシステム	「きじゃく」は誤り。意味は「脆（もろ）いこと」。
大臣が更迭（こうてつ）される	「こうそう」は誤読。「迭」と「送」は別の字。
自慢話を吹聴（ふいちょう）する	言いふらすこと。「すいちょう」ではない。
筋肉が弛緩（しかん）する	ゆるむこと。「ちかん」も可。
慧眼（けいがん）の持ち主	鋭い観察力のこと。「すいがん」ではないよ。
回向（えこう）の儀式	死者の冥福を祈ること。「かいこう」は誤り。
読経（どきょう）をする	お経を上げること。「どくきょう」と読まないように。
寺を建立（こんりゅう）する	「けんりつ」と読みたくなりますが、間違いです。

04 間違いやすい漢字 ③

練習問題

問1　次の①～⑩の下線部の漢字の読みを書きなさい。

① 会釈の角度は５度だ。(　　　　)
② 早急に対処する。(　　　　)
③ 病巣が広がる。(　　　　)
④ 施術に成功する。(　　　　)
⑤ 医療が逼迫する。(　　　　)
⑥ 病院経営が破綻する。(　　　　)
⑦ 未曾有の大惨事。(　　　　)
⑧ 医療の倫理。(　　　　)
⑨ 古い湯治場。(　　　　)
⑩ 稀有な出来事。(　　　　)

問2　次の①～⑩の下線部の漢字の読みが［　　］の中で正しければ○を、間違っていれば（　　）の中に正しい読みを書きなさい。

① 刹那的な生き方。[さつな]　(　　　　)
② 互いの過ちを相殺する。[そうさい]　(　　　　)
③ 近代看護の母と呼ばれる所以である。[いわゆる]　(　　　　)
④ 所謂近代看護の母と呼ばれる。[ゆえん]　(　　　　)
⑤ 国中を遊説して回る。[ゆうぜつ]　(　　　　)
⑥ 噂が流布する。[りゅうふ]　(　　　　)
⑦ 医療費が漸次減少する。[ざんじ]　(　　　　)
⑧ 責務の完遂のために努力する。[かんつい]　(　　　　)
⑨ 看護師法の遵守。[そんしゅ]　(　　　　)
⑩ 正しい措置をとる。[そち]　(　　　　)

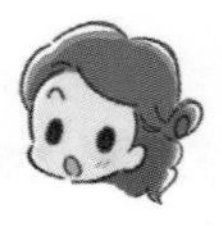

→答えは156ページ

問3　次の①～㊵の下線部の漢字の読みを書きなさい。

① 疼痛を覚える。（　　）
② 患者の身体を清拭する。（　　）
③ 産声を上げる。（　　）
④ 昏睡状態になる。（　　）
⑤ 鍼灸の技術。（　　）
⑥ 打撲と診断された。（　　）
⑦ 東洋医学は未病に注目する。（　　）
⑧ 浮腫が生じる。（　　）
⑨ 潜伏期間が長い。（　　）
⑩ 喘息の発作。（　　）
⑪ 脚気で足が重い。（　　）
⑫ 堕胎罪は現在も存在する。（　　）
⑬ 重度の火傷。（　　）
⑭ 煮沸消毒。（　　）
⑮ 血液が凝固する。（　　）
⑯ 創傷の手当て。（　　）
⑰ 動脈瘤の手術。（　　）
⑱ 医療者には守秘義務がある。（　　）
⑲ 下肢の痛み。（　　）
⑳ 腰痛に悩む。（　　）
㉑ 静脈注射。（　　）
㉒ 苦しみに喘ぐ。（　　）
㉓ 傷を縫合する。（　　）
㉔ 腕が痺れる。（　　）
㉕ 筋肉が弛緩する。（　　）
㉖ 死を悼む。（　　）
㉗ 末梢神経。（　　）
㉘ 身心が癒える。（　　）
㉙ 病臥状態。（　　）
㉚ 傷が疼く。（　　）
㉛ 欠伸が出る。（　　）
㉜ 骸を安置する。（　　）
㉝ 目眩がする。（　　）
㉞ 罹患数が増える。（　　）
㉟ 褥瘡ができる。（　　）
㊱ 既往症をチェックする。（　　）
㊲ 重篤な状態。（　　）
㊳ 血管の収斂。（　　）
㊴ 瞳孔の拡大。（　　）
㊵ 麻痺が残る。（　　）

05 同音異義語 ①

同じカタカナの読み方に対して別の漢字を書く言葉は複数あります。漢字と意味をしっかりおぼえましょう。

イガイ	意外な結末	思いのほか。
	今は受験以外のことは考えられない	そのほか。
イシ	彼は意志が強い	積極的な意欲。
	意思表示カード	考え。思い。
	亡き父の遺志を継ぐ	故人(こじん)の生前の思い。
イジョウ	異常気象	通常とは違っていること。並外れたところのあるさま。 ※好ましくない意味を込めて使うことが多い。⇔正常
	体の異状を訴える	普通とは違った状態。=別状
	予想以上の出来だ	程度・数量が上回っている。
	権利を委譲する	他に委(ゆだ)ね譲(ゆず)ること。
イショク	臓器移植	移し植えること。
	外部に委嘱する	頼みまかせること。
	異色の作品	変わった特色があること。
	衣食足りて礼節(れいせつ)を知る	着るものと食べるもの。 ※例文の意味は「着るものと食べるものが足りて、はじめて礼儀をわきまえるようになること」。
イッカン	研修の一環である	関係をもつもののひとつ。
	主張は一貫している	同じやり方や考えで通すこと。
カイホウ	ドアの開放厳禁	開け放(はな)つこと。
	数式の解法	問題を解く方法。
	病人を介抱する	傷病者(しょうびょうしゃ)の世話をすること。
	重病人が快方に向かう	病気や傷などがよくなること。
カテイ	審議の過程	進行、発展の経路。
	看護学部の課程を終了する	学習内容の範囲。
	来年は留学できると仮定する	現実とは無関係に想定する。

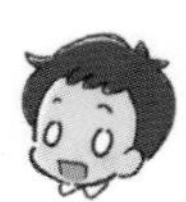

カンキ	室内を換気する	空気を入れ替える。
	注意を喚起する	呼び起こす。
	歓喜の涙	よろこび。
	雨季と乾季（期）	雨の少ない時期。
カンゲン	利益を還元する	元に戻す。
	わかりやすく換言する	言い換える。
	相手の甘言にのる	誘うような巧みな言葉。
カンショウ	他人に干渉する	強引に立ち入る。
	感傷に浸る	ささいなことで悲しんだり、寂しくなったりする気持ち。
	敵と味方の緩衝地帯を設ける	衝撃や衝突を和らげること。
	観賞用の植物	見て楽しむこと。
	名画を鑑賞する	芸術作品を味わうこと。
キカイ	奇怪な出来事	不思議な。怪しい。
	絶好の機会	チャンス。
	機械で耕す	動力源を必要とし、しかけによって働く器具の中で、大規模なもの。
	医療器械	しかけによって働く道具や器具の中で、比較的小規模なもの。
キカン	気管支炎にかかる	喉から肺に通じる管。
	消化器官	ある機能を持つ組織。
	テスト期間に入る	一定の時期。
	公共交通機関	手段。組織。
	地球に帰還する	帰ってくること。
	基幹産業の発展	中心となるもの。
キセイ	夏休みに父の実家に帰省する	故郷に帰ること。
	寄生虫を駆除する	生物が他の生物に宿ること。
	それは既成の事実だ	すでに成り立っていること。
	洋服は既製のものを求める	商品がすでに作ってあること。 レディーメード⇔オーダーメード
	自由な行動を規制する	規則に従って制限すること。

06 同音異義語 ②

ケン	実験器具を準備する	（実験）理論の正しさを条件を決めて確かめること。
	危険を承知で出発する	（危険）危ないこと。
	血液検査を行う	（検査）異常や不正がないか調べること。
	質素倹約に努める	（倹約）無駄づかいをしないこと。
	剣道の試合	（剣道）竹刀で勝負を争う競技。
ケントウ	選手の健闘をたたえる	よくたたかうこと。
	見当違いもはなはだしい	見込み。
	もう一度検討しよう	十分に調べること。
コウセイ	悪の道から更生する	元の正しい状態に戻ること。
	福利厚生費を増やす	豊かで健康的にすること。
	委員会は十名で構成される	ある形に組み立てること。
	後世に名を残す	のちの世。
	後生畏るべし	あとから生まれる人、後輩。あとから生じること。
	公正な判断を下す	平等で偏っていないこと。
サイゴ	非業の最期をとげる	命の終わるとき。 ※「期」は、もともと「とき、おり」の意味で、例文以外にも、「この期におよんで」「末期の水」などの場合は「ご」と読む。
	夏休み最後の日	一番あと。
シュウチ	衆知を集めて考える	大勢の知恵。
	周知の事実だ	皆に知れ渡っていること。 ※「周知の事実」というフレーズで覚えよう。
シュウソク	新型コロナウイルスの感染拡大が終息する	完全に終わること。
	新型コロナウイルスの感染拡大が収束する	一定の状態に落ち着くこと。
ソウゾウ	作品を創造する	無からつくり出すこと。
	名前から顔を想像する	思い描くこと。
ソガイ	集団から疎外される	仲間外れにすること。
	産業の発達を阻害する	邪魔をすること。

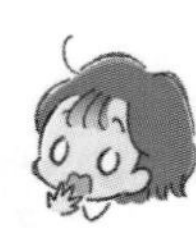

タイショウ	恋愛の対象	相手。めあて。
	左右対称	互いに対応してつり合っていること。
	対照的な性格	2つを比べること。違いが明らかであること。
タイセイ	万全の態勢で臨む	物事(ものごと)に対する構えや状態。※「万全の態勢」というフレーズで覚えよう。
	画家として大成する	才能を生かして立派な人物になること。
	社会の体制が変わる	構造や様式。
	押されて体勢が崩れる	姿勢。
	天下の大勢に抗する	世のなりゆき。
ツイキュウ	利益を追求する	手に入れようと努めること。
	責任を追及する	追いつめて問いただすこと。
	真理を追究する	どこまでもきわめること。
フシン	政治家に対する不信感	信用できない気持ち。
	会社の再建に腐心する	苦心すること。
	道路の普請が行われた	建設・土木の工事。
	挙動が不審な人物がいる	疑わしく思うこと。
	高齢者の食欲不振に注意する	盛んでないこと。調子が悪いこと。
フヘン	永久不変の真理	変わらないこと。
	普遍的な考えだ	すべてのものに共通に存在すること。
	不偏不党(ふとう)の立場を貫(つらぬ)く	偏(かたよ)らないこと。
ヘイコウ	一瞬、平衡感覚を失う	釣り合いがとれること。 ※「平衡」と書かないように。
	両者の主張が平行線をたどる	どこまでも交わらないこと。 ※数学的な意味に使う。
	バスと電車が並行して走る	並んでいくこと。
	弟のわがままに閉口する	手におえなくて困ること。
ホショウ	生命の安全を保障する	損害をこうむらないようにすること。
	受けた損害の補償を求める	与えた損害をつぐなうこと。
	この人物は私が保証する	間違いないと受け合うこと。

07 同訓異義語 ①

同じ訓読みで異なる漢字を書き、意味も変わる言葉は複数あります。違いをしっかりおぼえましょう。

読み	漢字	意味・例
あう	合う	２つのものが一致する。 例彼とは気が合う。
	会う	時や場所などを決めて顔を合わせる。 例十時に公園で会う。
	遭う	よくない物事（ものごと）にであう。 例事故に遭う。
	逢う	めぐりあう。 例運命の人と逢う。
あける	明ける	明るくなる。期間が終わる。 例夜が明ける。年が明ける。父の喪が明ける。
	空ける	空間をつくる。 例家を空ける。穴を空ける。
	開ける	閉めてあるものを開く。 例窓を開ける。
あげる	上げる	高い方へ移す。与える。上向かせる。 例棚に上げる。プレゼントを上げる。成績を上げる。
	挙げる	つかまえる。とり行う。並べ立てて示す。 例犯人を挙げる。結婚式を挙げる。例を挙げる。
	揚げる	空中高く移す。熱い油に材料を入れて調理する。船から陸へ物を移す。 例国旗を揚げる。てんぷらを揚げる。荷物を揚げる。
あたためる	温める	熱を加えてあたたかくする。絶えていた付き合いなどを、元の状態にする。 例牛乳を温める。旧交を温める。
	暖める	気温を上げる。 例暖房で部屋を暖める。
あつい	暑い	気温が高い感じ。 例この夏は一段と暑い。
	厚い	厚みがある。深い。 例厚い本を買う。厚く御礼を申し上げます。
	熱い	熱によってあつく感じる。温度が高い。 例熱いスープが飲みたい。温泉の湯が熱い。
	篤い	気持ちが深い。病状が重い。 例信仰（しんこう）に篤い。病が篤い＝危篤（きとく）。
あやまる	誤(謬)る	間違える。しそこなう。 例文を書き誤る。※名詞の「あやまち」は「過ち」と書く。
	謝る	わびる。 例君が悪いのだから、先生に謝るべきだ。
あらわす	表す	表面に出す。表現する。示す。 例喜びを顔に表す。
	現す	目に見えるように外に出す。 例教室に姿を現す。
	著す	文を書いて世に出す。 例教授の著した本。
いたむ	痛む	苦痛に感じる。 例腹が痛む。
	傷む	傷がつく。食べ物がくさる。 例屋根が傷む。夏は食べ物が傷みやすい。
	悼む	嘆き悲しむ。 例彼の死を悼む。

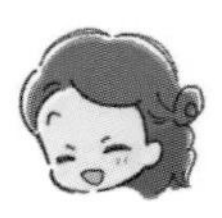

うつす	移す	位置を変える。病気を伝染させる。 例机を窓側に移す。病気を移す。
	写す	写真にとる。 例旅先で写した写真。
	映す	形や姿が表れるようにする。 例湖面に姿を映す。映画を映す。鏡に顔を映す。
うむ	生む	新しくつくり出す。 例新製品を生む。
	産む	赤ん坊や卵を体の外へ出す。 例子を産む。
おかす	犯す	法律や規則や道徳に反することをする。暴行する。 例殺人を犯す。法を犯す。
	侵す	強引に奪(うば)う。他人の権利や権限をそこなう。 例隣国(りんごく)の領土を侵す。言語の自由を侵す。
	冒す	むこう見ずなことをする。おしきってする。害を与える。 例危険を冒す。がんが全身を冒す。
おさえる	押さえる	力を加えて動かないようにする。ふさぐ。 例相手の腕(うで)を押さえる。口を押さえる。
	抑える	こらえる。くいとめる。 例気持ちを抑える。少子化の進行を抑える。
おさめる	収める	手に入れる。 例成功を収める。
	納める	受け手にわたす。しまう。 例税金を納める。衣類を棚に納める。
	治める	支配する。しずめ落ち着かせる。 例国家を治める。反乱を治める。
	修める	学んで身につける。 例学問を修める。
かえりみる	省みる	反省する。 例今日一日を省みる。
	顧みる	過ぎたことをふりかえる。気にかける。 例過去を顧みる。家庭を顧みずに働く。
かえる	代える	かわりを立てる。 例主役を別の俳優に代える。
	替える	取りかえる。 例千円札を硬貨に替える。
	換える	ものとものとを取りかえる。 例日本語を英語に換える。
	変える	様子をがらりとかえる。 例彼は態度を変えた。
	返る	元へ戻る。手元に戻る。 例我に返る。貸した金が返る。
	帰る	元いたところに戻る。去る。 例家に帰る。
	孵る	卵からひなが生まれる。 例にわとりの卵が孵る。
	還る	土地などが元の持ち主に戻る。 例香港(ホンコン)が中国に還った。

08 同訓異義語 ②

きわめる	究める	深く研究する。本質をつかむ。 例専門分野を究める。真理を究める。
	極(窮)める	最高地点に達する。 例頂上を極める。ぜいを極めたつくり。
さめる	冷める	冷たくなる。薄らぐ。 例お風呂が冷める。恋心が冷める。
	覚める	はっきりする。 例目が覚める。
	醒める	正気に戻る。興味が薄れる。 例酒の酔いが醒める。
とく	解く	解決する。 例問題を解く。
	溶く	水で薄める。 例絵の具を溶く。
	説く	言って聞かせる。 例人の道を説く。
とる	取る	手に入れる。食べる。書く。引き受ける。 例免許を取る。昼食を取る。記録を取る。責任を取る。
	採る	選ぶ。取り出す。 例採決を採る。血液を採る。
	捕る	つかまえる。 例ネコがネズミを捕る。
	執る	手に持つ。行う。 例メスを執る。事務を執る。
	撮る	写真に写す。 例写真を撮る。
ととのえる	調える	必要なものをそろえる。まとめる。 例遠足の準備を調える。縁談を調える。
	整える	乱れたところがないようにする。 例服装を整える。
のばす	伸ばす	成長させる。長くする。まっすぐにする。 例実力を伸ばす。髪を伸ばす。背筋を伸ばす。
	延ばす	予定を遅らせる。延長する。 例手術を来週に延ばす。授業を１時間延ばす。
はかる	計る	数や時間をはかる。計略をめぐらす。 例時間を計る。身の安全を計る。
	量る	重さや量をはかる。推定する。 例質量を量る。彼女の気持ちを量る。
	測る	長さ、深さ、面積、距離などをはかる。 例学校までの距離を測る。森林の面積を測る。
	図る	めざす。力をつくす。 例解決を図る。便宜を図る。
	諮る	相談する。 例専門家に諮る。
	謀る	計略をめぐらせる。 例将軍の暗殺を謀る。
よい	良い	他より優れている。 例彼女は頭が良い。
	善い	道徳的に見て正しい。 例ボランティア活動は善い行いだ。
	好い	適している。好ましい。 例今日は結婚式には日が好い。

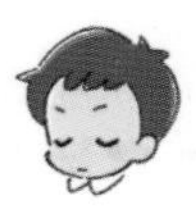

練習問題

→答えは156ページ

問1　次の①〜⑤のカタカナの下線部に当てはまる漢字は、ア〜エのカタカナ部分のどれに含まれますか。それぞれの中から1つ選び、記号で答えなさい。

① チョウメイな秋空。（　　　）
- **ア** コチョウした言い方。
- **イ** チョウゼツ的な才能。
- **ウ** セイチョウな心。
- **エ** トクチョウをつかむ。

② ケンチョな傾向。（　　　）
- **ア** オンケンな思想。
- **イ** ケンメイな選択。
- **ウ** ケンビキョウでの観察。
- **エ** ケンキョな姿勢。

③ 今朝はコトに冷える。（　　　）
- **ア** シュギョクの名作。
- **イ** シュショウな行い。
- **ウ** コトづけを頼む。
- **エ** コトゴトしい。

④ 人口のスイイ。（　　　）
- **ア** 任務をスイコウする。
- **イ** 昨晩はジュクスイした。
- **ウ** 勢力がスイタイした。
- **エ** 結果をスイサツする。

⑤ イゲンある振る舞い。（　　　）
- **ア** イダイな英雄。
- **イ** 仕事をイタクする。
- **ウ** 人類のエイイ。
- **エ** モウイをふるう。

問2　次の①〜⑤のカタカナに当てはまる漢字は、ア〜オのカタカナ部分のどれに含まれますか。それぞれの中から1つ選び、記号で答えなさい。

① 新陳タイ謝。（　　）
- **ア** タイ面を汚す。
- **イ** タイ言壮語。
- **ウ** タイ遇改善。
- **エ** ダイ替交通機関。
- **オ** 意見のタイ立。

② 思想の具ゲン。（　　）
- **ア** 速度制ゲン。
- **イ** ゲン因不明。
- **ウ** 資ゲンの再利用。
- **エ** 異常ゲン象。
- **オ** 不ゲン実行。

③ タンを発する。（　　）
- **ア** タン調な生活。
- **イ** 真理のタン究。
- **ウ** 容姿タン麗。
- **エ** タン生日。
- **オ** タン任の教師。

④ 細胞の増ショク。（　　）
- **ア** あざやかな装ショク。
- **イ** 会長を辞ショクする。
- **ウ** 寝ショクを忘れる。
- **エ** 山の斜面にショク林する。
- **オ** ショク産興業に励む。

⑤ 純粋バイ養。（　　）
- **ア** 野菜を栽バイする。
- **イ** 所得バイ増の政策。
- **ウ** 伝染病をバイ介する。
- **エ** バイ償金を払う。
- **オ** 購バイ力を高める。

09 三字熟語・四字熟語 ①

三字熟語、四字熟語は、漢字３字または４字で、意味内容を端的に表現した言葉です。

三字熟語

有頂天（うちょうてん）	物事（ものごと）に熱中して我を忘れること。また、得意の絶頂。
音沙汰（おとさた）	おとずれ。頼り。消息。
皮算用（かわざんよう）	物事がまだ実現していないのに、実現後のことをあれこれ仮定して期待すること。
間一髪（かんいっぱつ）	危険が非常に切迫（せっぱく）している様子。
生一本（きいっぽん）	純粋で混じりけがないこと。
下馬評（げばひょう）	第三者や世間の評判。
好々爺（こうこうや）	善良でやさしいおじいさん。
好敵手（こうてきしゅ）	力量のつり合ったよい相手。ライバル。
試金石（しきんせき）	価値・実力などを判定する材料となる物事。
守銭奴（しゅせんど）	財を蓄えるのに熱心で、出費を惜しむ、けちな人。
真善美（しんぜんび）	人間の理想としての価値。
千里眼（せんりがん）	遠隔（えんかく）の地の出来事を直感的に察する力。
善後策（ぜんごさく）	後始末のやり方。 ※「前後策」ではないので注意。
断末魔（だんまつま）	死に際（ぎわ）。死に際の苦痛。
鉄面皮（てつめんぴ）	恥知らずで厚かましいこと。
独壇場（どくだんじょう）	その人の思うままにできる状況。
破天荒（はてんこう）	今まで誰もしなかったことをすること。 ＝未曾有（みぞう）、前代未聞（ぜんだいみもん）
袋小路（ふくろこうじ）	行き止まりになり、通り抜けができない狭い道。転じて、物事が行きづまること。
無尽蔵（むじんぞう）	取っても取っても尽きないこと。
門外漢（もんがいかん）	専門家でない者。
老婆心（ろうばしん）	必要以上の親切心。 ※自分が相手に世話を焼いたり忠告したりすることを、謙遜して言う語。

四字熟語

暗中模索（あんちゅうもさく）	手がかりのないものを捜すこと。

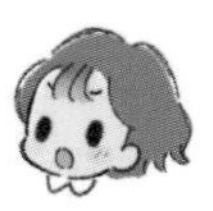

意気軒昂（いきけんこう）	気合いが上がること。 ＝意気衝天（いきしょうてん）
異口同音（いくどうおん）	何人もの人が声をそろえて同じことを言うこと。 ※「異句同音」としないこと。
以心伝心（いしんでんしん）	口に出して言葉にしなくても気持ちが通じ合うこと。
一衣帯水（いちいたいすい）	川などをへだてて２つのものが近くにあること。男女の仲が近いこと。
一蓮托生（いちれんたくしょう）	運命をともにすること。
一騎当千（いっきとうせん）	一人で多くの敵と戦えるほど強いこと。
一長一短（いっちょういったん）	長所もあるが短所もあること。
意味深長（いみしんちょう）	意味が奥深い様子。
因果応報（いんがおうほう）	過去にした善行・悪行が現在の幸不幸を左右し、現在の善行・悪行が将来の幸不幸を左右すること。
右往左往（うおうさおう）	あちらこちらへうろうろすること。
紆余曲折（うよきょくせつ）	事情が複雑で変化が多いこと。
栄枯盛衰（えいこせいすい）	人や集団の勢いが栄えたり衰えたりすること。
傍目八目（おかめはちもく）	第三者には物事の様子が当事者以上にわかること。
佳人薄命（かじんはくめい）	美しい人には短命な者が多いこと。
我田引水（がでんいんすい）	自分の都合（つごう）のいいようにすること。
画竜点睛（がりょうてんせい）	重大な意味のある仕事や作品の最後の仕上げ。 ※「画竜点晴」と書かないこと。
艱難辛苦（かんなんしんく）	困難に出合って、つらく苦しい思いをすること。
起死回生（きしかいせい）	滅びかけたものの勢いを蘇らせること。
玉石混交（淆）（ぎょくせきこんこう）	価値あるものとないものが混じっていること。
虚心坦懐（きょしんたんかい）	心を無の状態にし、気持ちを落ち着かせること。
毀誉褒貶（きよほうへん）	世間の人がほめたりけなしたりすること。
鶏口牛後（けいこうぎゅうご）	小集団で先頭に立つ方が、大集団の最後にいるよりもよいということ。
牽強付会（けんきょうふかい）	自分に都合よく解釈すること。
捲土重来（けんどじゅうらい）	一度敗れた者が再び勢力を盛り返すこと。 ※「重来（ちょうらい）」とも言う。
堅忍不抜（けんにんふばつ）	じっと我慢して心を動かさないこと。
虎視眈々（こしたんたん）	機会をじっとうかがう様子。

10 三字熟語・四字熟語 ②

こしょくそうぜん 古色蒼然	いかにも古びて見えるさま。
こだいもうそう 誇大妄想	自己の能力を過大に評価し、それを信じ込むこと。
ごんごどうだん 言語道断	とんでもないこと。あまりにひどくて話にならないこと。
さいきかんぱつ 才気煥発	才能や知恵がはじけるように表に出る様子。
じきゅうじそく 自給自足	生活に必要なものは自分で生産し、まかなうこと。
しちてんばっとう 七転八倒	苦しみにのたうちまわる様子。
じぼうじき 自暴自棄	理性を失い、やけになること。
しめんそか 四面楚歌	どこを向いても敵ばかりな状態。
じゅうおうむじん 縦横無尽	思うがままに自由に動き回ること。
しゅかくてんとう 主客転倒	ものごと 物事の本質をとりちがえること。
しゅしゃせんたく 取捨選択	必要なものを選び、そうでないものは捨てること。
じゅんぷうまんぱん 順風満帆	何かに妨害されることなく物事が順調に進む様子。
しょうしんよくよく 小心翼翼	気が小さくびくびくしている様子。
しょぎょうむじょう 諸行無常	この世には変化しないものはないこと。
しりめつれつ 支離滅裂	まとまりがなく、めちゃくちゃな様子。
しんしゅつきぼつ 神出鬼没	いきなり現れたかと思うと、いつの間にかいなくなっている様子。
しんしょうひつばつ 信賞必罰	ほめるべきことをした人はたたえ、罪を犯した人は厳しく罰すること。
しんちんたいしゃ 新陳代謝	古いものが新しいものに代わること。
しんぼうえんりょ 深謀遠慮	将来のことまで深く考えること。
せいこううどく 晴耕雨読	晴天には畑を耕し、雨天には読書をする生活。
せっしやくわん 切歯扼腕	ひどく悔しがる様子。
ぜんごふかく 前後不覚	物事のあとさきもわからなくなるほど、意識が正常でなくなること。
せんざいいちぐう 千載一遇	千年に一度くらいしかない好機。
ぜんだいみもん 前代未聞	今まで聞いたこともないほど珍しいこと。
ぜんとりょうえん 前途遼遠	道のりが長く遠いこと。
せんぺんばんか 千変万化	めまぐるしく変化すること。
たいきばんせい 大器晩成	大人物は成功するまでに時間がかかるということ。
たいぎめいぶん 大義名分	皆が納得する行動の根拠。

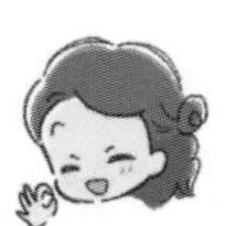

大言壮語（たいげんそうご）	大きなことを言ったり、大うそをついたりすること。
泰然自若（たいぜんじじゃく）	周囲に惑わされずに、ゆったり落ちついている様子。
大同小異（だいどうしょうい）	大部分は同じで、違いがあっても小さいこと。
台風一過（たいふういっか）	台風が過ぎ去って晴れること。騒動が収まり、落ち着くこと。
多士済々（たしせいせい）	才能豊かな人物がたくさんいること。 ※「済々（さいさい）」とも言う。
当意即妙（とういそくみょう）	その場に応じたすばやい機転。
東奔西走（とうほんせいそう）	ある目的のためにあちこち忙しく駆（か）け回る様子。
内憂外患（ないゆうがいかん）	内にも外にも心配があること。
南船北馬（なんせんほくば）	各地を忙しく旅行すること。
日進月歩（にっしんげっぽ）	日々たえず進歩すること。
二束三文（にそくさんもん）	ほとんど値打ちがないこと。 ※「二足三文」は×。
破顔一笑（はがんいっしょう）	にっこり笑うこと。
美辞麗句（びじれいく）	飾り立てた言葉。お世辞（せじ）。
風光明媚（ふうこうめいび）	自然の景色の美しいこと。
不倶戴天（ふぐたいてん）	ともに生きては行けないほどにまで憎むこと。
不撓不屈（ふとうふくつ）	困難があってもくじけないこと。
付和雷同（ふわらいどう）	自分の考えや主張がなく、他人の説にむやみに同調すること。
平身低頭（へいしんていとう）	体をかがめ頭を低くして謝ること。
片言隻語（へんげんせきご）	ほんの一言。 ＝片言隻句（へんげんせきく）
面従腹背（めんじゅうふくはい）	表面的には相手に従っていても、心の中では背（そむ）いていること。
優柔不断（ゆうじゅうふだん）	あれこれ迷って、なかなか決心がつかないこと。
有名無実（ゆうめいむじつ）	名前ばかりで中身がないこと。
用意周到（よういしゅうとう）	細かいところまで完璧に用意をすること。
竜頭蛇尾（りゅうとうだび）	はじめは勢いがよいが、終わりは勢いがなくなってしまうこと。
粒々辛苦（りゅうりゅうしんく）	目標達成のために苦労を重ねること。
臨機応変（りんきおうへん）	そのときの状況に応じて行動すること。
老若男女（ろうにゃくなんにょ）	年齢・性別を問わず、あらゆる人々。
和洋折衷（わようせっちゅう）	和風と洋風をほどよく取り混ぜること。

11 三字熟語・四字熟語 ③

練習問題

問1 **次の①～④の言葉の意味として、ア～エから正しいものを選び、記号で答えなさい。**

① 金字塔
ア 立派なお墓のこと
イ 国境線のこと
ウ 優れた業績のこと
エ 謙譲の美徳のこと　（　　　）

② 形而上
ア 抽象的で観念的なもののさま
イ 道理にかなっているさま
ウ 広く行きわたっているさま
エ 物事の道筋が立たないさま　（　　　）

③ 試金石
ア 試しにやってみること
イ 試験に出るポイント
ウ 初めて採掘された宝石
エ 評価を占う出来事　（　　　）

④ 青写真
ア 青く縁取られた写真
イ 物事の大まかな予定や計画
ウ 技術が未熟なたとえ
エ 無限の才能　（　　　）

問2 **次の①～⑥の言葉の読みを（　　）内に書き、その意味をあとの語群のア～ケから選び、[　　] に記号で答えなさい。**

① 巧言令色（　　　　　　　　）[　　　]

② 切磋琢磨（　　　　　　　　）[　　　]

③ 明鏡止水（　　　　　　　　）[　　　]

④ 羊頭狗肉（　　　　　　　　）[　　　]

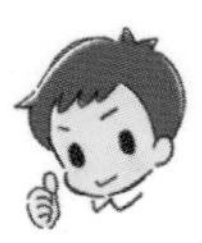

→答えは157ページ

⑤ 荒唐無稽（　　　　　　）［　　　］

⑥ 捲土重来（　　　　　　）［　　　］

語群

ア 学問や徳行にはげむこと。
イ 根拠のないでたらめ。
ウ 澄みきった心境。
エ 美しいものが目立つこと。
オ うわべはよいが、誠意のないこと。
カ 人も学ばなければ道理に通じないこと。
キ 看板にいつわりのあること。
ク 再起をはかること。
ケ 策略で人をだますこと。

問3 **次の①～⑤の語句の意味として適当と思うものを、ア～ウから選び、記号で答えなさい。**

① 悪事千里
ア 悪事は千里のかなたでもまねする者が出る
イ 悪事はたちまち世間に知れ渡る
ウ 悪事はいつくるかわからない（　　　）

② 阿鼻叫喚
ア 鼻いきあらく大声でさけぶこと
イ 苦しみをうけて泣き叫ぶこと
ウ へつらうような喜びの声（　　　）

③ 異口同音
ア 各人の言うことが一致すること
イ それぞれの人が口まねすること
ウ 口が違っても声が同じであること（　　　）

④ 意気軒昂
ア 意見の違う一軒の家があった
イ 意気込みが盛んなこと
ウ 軒並みに水蒸気があがること（　　　）

⑤ 一網打尽
ア 一つの網でたくさんの魚をとること
イ 一つの網だけであとのないこと
ウ 罪人などを一時にとらえること（　　　）

12 慣用句 ①

慣用句とは、２つ以上の語が組み合わさって、特別な意味を持つ言葉のことです。

油を売る	用事の途中で余計なことに時間をつぶす。
油を絞る	相手の非を厳しく責める。
板につく	態度・職業・服装などがふさわしくぴったりする。
一事が万事	ひとつを見れば他のことは想像がつく。
因果を含める	事情を十分に説明し納得させる。
引導を渡す	最終的な結論を述べてあきらめさせる。
後ろ指を指される	陰で非難される。
後ろ髪を引かれる	あとに心が残り、思いを断ち切れない。
薄紙を剥ぐよう	病などが日ごとに少しずつよくなること。
梲が上がらぬ	社会的地位がぱっとしない。
現を抜かす	ある物に心を奪われ夢中になり、本来するべきことをしない。
襟を正す	気持ちを引きしめて真面目になる。
大風呂敷を広げる	大げさな話をする。ほらを吹く。
お株を奪う	ある人の得意なことを別の人が代わってしてしまう。
奥歯に物が挟まったよう	思うことを率直に言い切らない思わせぶりな言い方。
噯気にも出さぬ	物事を秘密にして、人に話すそぶりも見せない。
お里が知れる	その人の言動から生まれや育ちがわかる。
お茶を濁す	いい加減なことをしたり言ったりして、その場をごまかす。
お鉢が回る	順番が回ってくる。
おんぶにだっこ	何から何まで他人の世話になる。
固唾を呑む	事の成り行きを、息をこらして見守る。
語るに落ちる	話をしているうちにうっかり本当のことを言ってしまう。
気が置けない	遠慮する必要がない。
軌を一にする	同じ考え方、やり方である。
ぐうの音も出ない	一言も弁解できないほど完敗する。

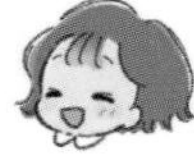
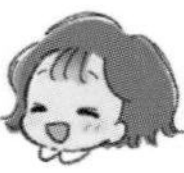

釘を差す	念を押す。
沽券に関わる	その人の体面や品位を左右する。
好事魔多し	よいことには邪魔が入りやすい。
匙を投げる	見込みがないとあきらめる。
春秋に富む	年が若く将来性がある。
常軌を逸する	常識外れの言動をする。
辛酸を嘗める	いろいろなつらい経験をする。
水泡に帰す	まったく無駄になる。
清濁併せ呑む	心が広く、善人・悪人の別なく来るままに相手を受け容れる。
堰を切る	抑えられていたものが一気に勢いよく生じる。
世故に長ける	世間の事情によく通じている。
前車の轍を踏む	前の人の失敗と同じ失敗を繰り返す。
相好を崩す	にこにこした顔つきになる。
反りが合わない	相性が悪い。
高を括る	大したことはないとみくびる。
楯を突く	反抗する。
棚に上げる	処置を後回しにする。
袂を分かつ	分裂する。関係を絶つ。
啖呵を切る	威勢のいい言葉を投げつける。
血道を上げる	異性や勝負事にのぼせあがる。
取りつく島がない	相手がつっけんどんで頼りにすることができない。 ※「取りつく島もない」とも言う。
梨の礫	音さたや反応のないこと。
煮え湯を飲ます	信頼している人を裏切ってひどい目に合わせる。
二の句が継げない	次の言葉が出ないほどあきれる。
根も葉もない	何の根拠もない。
音を上げる	つらさにたえかねて弱音をはく。

13 慣用句 ②

伸るか反るか	思いきって勝負する。 =一か八か
歯に衣着せぬ	相手を無視して思っていることを言う。
一筋縄では行かぬ	普通の手段ではどうにもできない。
氷山の一角	全体のごく一部分にすぎないこと。
顰蹙を買う	人に不快感を与え、軽蔑される。
二目と見られぬ	非常にむごたらしく醜いさま。
枚挙に遑がない	数えきれないほど多い。
満を持す	十分準備してチャンス到来を待つ。
脈がある	可能性がある。
冥利に尽きる	この上ないくらい、ありがたく思う。
目から鱗が落ちる	急に物事の本質がわかること。
目くじらを立てる	あらを探し出してとがめる。
役不足	力量に比べて役目が軽い。
役者不足	役目に対して力量が足りない。
横紙を破る	無理を押し通す。
横車を押す	道理に合わないことを無理に押し通す。
夜を日に継ぐ	昼も夜も休まずに続ける。
烙印を押される	消すことのできない汚名を受ける。
溜飲を下げる	不平・不満が消え、心が晴れる。
呂律が回らない	酒に酔うなどして、言葉がはっきりと話せない。

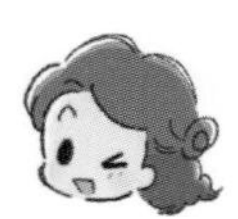

column 生き物の名が入った慣用句

- **生き馬の目を抜く**……すばしこくて油断できないこと。
- **鵜のみにする**……人の言うことをよく考えずにとり入れること。
- **鵜の目鷹の目**……一心に細かいところまで物を探す様子。
- **馬が合う**……気が合う。
- **おうむ返し**……人から投げかけられた言葉をそっくりそのまま言い返すこと。
- **閑古鳥が鳴く**……商売がはやらない様子。
- **牛耳を執る**……集団などのリーダーとなり、支配する。
- **鯖を読む**……数をごまかす。
- **雌雄を決する**……争って、優劣、勝敗を決める。
- **鶴の一声**……他の人達の発言を押さえつける実力者の一言。
- **とどのつまり**……結局。 ※「とど」は魚のボラのこと。成長するにつれて呼称が変わり、最後は「とど」と呼ばれることから。（ただし諸説あり）
- **虎の子**……大切にしまっておいた（貯金しておいた）金品。
- **猫の額**……非常に狭い様子。
- **虫が知らせる**……何となく悪い予感がする。
- **虫酸が走る**……ぞっとする。生理的に受けつけない。

慣用句って、年寄臭いと
思っていたけど、
さり気なく使えば、大人に
みられるんじゃない？

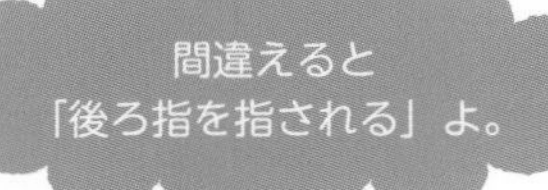

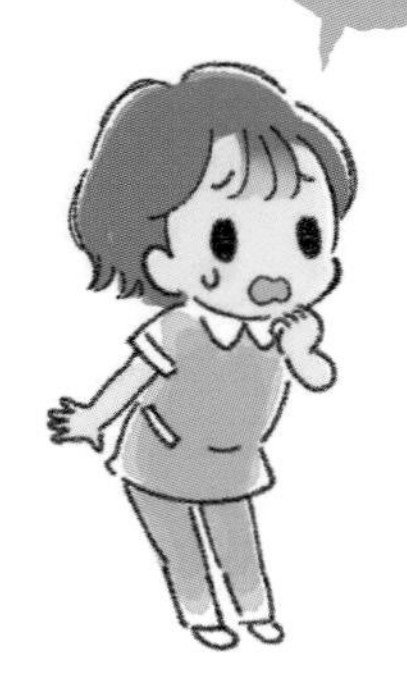

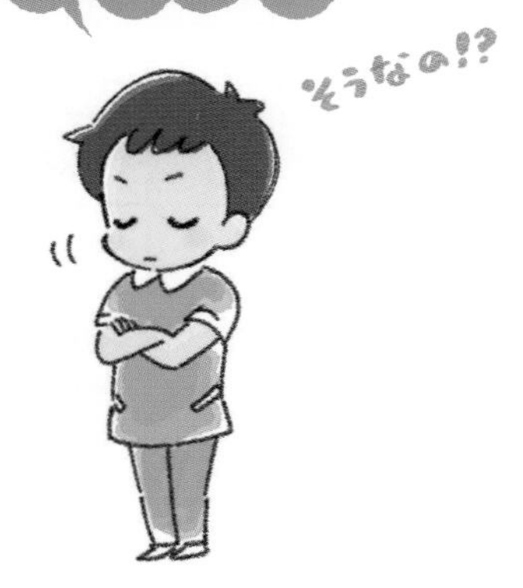

14 ことわざ ①

ことわざとは、人生の教訓や生活の知恵を含んだ言葉です。

案ずるより生むが易し	心配していたことも、実際にやってみれば案外簡単にできるということ。
石の上にも三年	つらいことも３年くらいは耐えて頑張れば、やがて成果が出る。
石橋を叩いて渡る	用心のうえにもさらに用心を重ねること。
急がば回れ	急ぐときほど回り道でも安全な道を選べ。
一事が万事	ひとつのことで、他のすべてのことを予想できること。
命あっての物種	何事も命があってこそできるのだから、生命の危険を冒すようなことはするなということ。
魚心あれば水心	相手が好意を持てば、こちらもそれに応じる気持ちが起こるものだ。
嘘も方便	時と場合によっては、目的を達成するためにうそをつくことも必要だ。
鬼に金棒	強いうえにさらに強さを加えること。
鬼の目にも涙	無慈悲な者も時には情に負けることがあるということ。
溺れる者はわらをもつかむ	人は窮地に立たされると、どんなものにもすがりつくということ。
終わりよければすべてよし	途中で何があろうとも、最後がよければすべてがよいと評価されるものだ。
飼い犬に手を噛まれる	恩を与えてやった者から害を受ける。
火中の栗を拾う	他者の利益のために危険をおかす。
果報は寝て待て	幸運は気長に待て。
亀の甲より年の功（劫）	長年積んだ経験は尊いということ。
清水の舞台から飛び降りる	危険をかえりみず、思い切った大事を行うこと。
臭いものにふたをする	悪いことが知れ渡らないように、強引に表面だけを取りつくろうこと。
口は禍のもと	うっかり口にしたことが災難を招くこともある。
怪我の功名	失敗が思いがけずよい結果をもたらす。
後悔先に立たず	やったあとで悔やんでもどうしようもない。
弘法にも筆の誤り	名人でも失敗することがある。 ＝河童の川流れ、猿も木から落ちる
転ばぬ先の杖	失敗しないよう前もって準備すること。
三人寄れば文殊の知恵	平凡な人間も３人集まれば名案が浮かぶ。

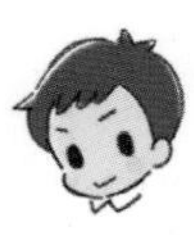

獅子身中の虫	味方に害を与える者や恩をあだで返す者。
朱に交われば赤くなる	つき合っている人に影響されて、善くも悪くもなること。
急いては事を仕損ずる	焦ると失敗する。
背に腹はかえられぬ	せっぱつまった時には、一方を犠牲にするのも仕方がないこと。
船頭多くして船山に登る	リーダーが多いと結局物事は失敗する。
大は小を兼ねる	大きいものは小さいものの代わりにもなる。
高嶺の花	遠くから眺めてあこがれるだけで手に入らないもの。
蓼食う虫も好き好き	人の好みは各々で、いちがいに言うことはできない。
棚からぼたもち	思いがけず幸運が舞い込むさま。
旅の恥はかき捨て	旅に出たときは、普段は恥ずかしくてできないことも大胆にやってしまうこと。
月とすっぽん	違いが比較にならないほど大きいこと。
月夜に提灯	無駄であること。
鉄は熱いうちに打て	物事は機会を逃さずにすばやく行うのがよい。
出る杭は打たれる	人より優れた人は、とかく憎まれたり邪魔されたりする。
灯台下暗し	自分に近いところの事情にはかえって気づきにくい。
豆腐にかすがい	手応えがないこと。かすがいとは、木材をつなぎ合わせるための金物。
とらぬ狸の皮算用	まだ確実でないことを当てにして、そうなったあとのことをあれこれと思いめぐらせること。
長い物には巻かれよ	権力のあるものには従った方がよい。
泣き面に蜂	災難に災難が重なること。 ＝弱り目にたたり目
泣く子と地頭には勝てぬ	理屈の通じない者には従うしかない。
無くて七癖	どんなに完璧そうな人でも多少の癖はある。
二階から目薬	回りくどくて効果が期待できないこと。
寝耳に水	いきなりでびっくりすること。
能ある鷹は爪を隠す	実力や才能のある人は、普段はそれをひけらかさない。
喉元過ぎれば熱さを忘れる	過ぎ去ってしまえば、苦しいこともまったく忘れてしまうものだ。

15 ことわざ ②

暖簾に腕押し	手応えがない。ききめがない。
馬脚をあらわす	いつわっていたことが、表面化する。
火のない所に煙は立たぬ	噂や悪い評判が立つには何か理由がある。
百聞は一見に如かず	百回聞くより自分の目で一度見た方が確かだ。
ひょうたんから駒が出る	何気なく言ったことが事実となってしまうこと。
下手の横好き	何をやっても下手な人に限って、あれこれと熱心にやってみたがる。
仏の顔も三度まで	どんなにやさしい人でも、たびたび無礼な目にあえば最後には怒ってしまう。
蒔かぬ種は生えぬ	何事も始めないことには結果が出るはずはない。
負けるが勝ち	強引に勝とうとせず、相手に勝ちを譲るのが結局は勝利になる。
馬子にも衣装	人は身なりが良ければ立派に見える。
待てば海路の日和あり	今は悪くとも、待っていればチャンスが訪れるものだ。
眉に唾をつける	人にだまされないように用心してかかること。
三つ子の魂百まで	幼い頃の性質は年をとっても変わらないこと。
良薬は口に苦し	自分のためになるものは受け入れにくい。
昔とった杵柄	過去に身につけた技術は、時がたっても自信を持って使えるということ。
元の木阿弥	再び前のつまらない状態に戻ってしまうこと。
焼け石に水	たいして効果がないこと。
病は気から	気の持ちようで病気は良くも悪くもなる。
寄らば大樹の陰	どうせ頼るなら、勢力の大きなものの方が安心であるということ。
類は友を呼ぶ	性質が似た者は自然に集まるものだ。
渡りに船	望んでいたところに都合のよいことが起こること。
渡る世間に鬼はない	世の中で出会う人はこわく見えるが、皆情けは持っているということ。

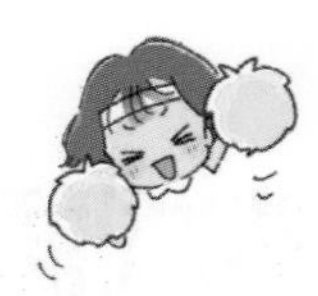

練習問題

→答えは157ページ

問　次の言葉の空欄に入る適語をあとの語群のア～コから選び、またその説明として正しいものをA～Jから選び、それぞれ記号で答えなさい。 ※これが看護・医療系の入試に出る国語常識問題としては、最も難しいレベル！

一葉落ちて天下の（①　　）を知る	説明［②　　］
燕雀安んぞ鴻鵠の（③　　）を知らんや	説明［④　　］
渇すれども盗泉の（⑤　　）を飲まず	説明［⑥　　］
（⑦　　）を画いて狗に類す	説明［⑧　　］
（⑨　　）麻中に生ずれば扶けずして自ら直し	説明［⑩　　］
隴を得て（⑪　　）を望む	説明［⑫　　］
鹿を追う者は（⑬　　）を見ず	説明［⑭　　］
（⑮　　）を抱きて火を救う	説明［⑯　　］
角を矯めて（⑰　　）を殺す	説明［⑱　　］
桃李もの言わざれども下自ら（⑲　　）を成す	説明［⑳　　］

語群

ア 虎　イ 蹊　ウ 薪　エ 水　オ 秋　カ 蓬　キ 牛　ク 志　ケ 山　コ 蜀

説明

A どんなに困り苦しくとも、決して不正はしないということ。
B 災禍を防ごうとして、かえってその被害を大きくすること。
C 小事にこだわって、元も子もなくしてしまうこと。
D ささいな前ぶれの事実から、到来する大事を予測すること。
E 良友と交際していると、自然に良い人物になれるということ。
F 有徳者には、宣伝しなくとも多くの人が集まってくるということ。
G 力のない者が立派な人物を見習っても、結局は失敗に終わってしまうということ。
H 小人物には、大人物の気持ちはわからないということ。
I 欲望には、限りがないということ。
J 目先の利益に心が奪われて、全体を見るゆとりを失うこと。

16 故事成語 ①

故事成語は、昔あったこと（故事）に由来する言葉で、多くは古代中国でできたものですが、現代を生きる私たちにも多くの示唆を与えてくれます。受験のために機械的に覚えるのではなく、故事の内容から、先輩たちの生きる知恵を学んでいきましょう。

臥薪嘗胆	目的のために苦しい試練にたえること。中国春秋時代の呉と越の争いにまつわる故事による。
刮目	目をみはること。「刮目して見る」は先入観を捨てて物事を見ること。『三国志』より。
瓜田に履を納れず	ウリを盗んで走り去ろうとしていると思われるので、ウリの畑では靴を履き替えてはいけないということ。 ＝李下に冠を正さず
肝胆相照らす	互いに心の底まで打ち明けて親しくなること。「肝胆相照らす、これを腹心の友となす」。『故事成語考』より。
邯鄲の夢	人間の一生は少しの間の夢にすぎない。『枕中記』より。「邯鄲の枕」とも言う。
間髪を容れず	急で少しも時間のゆとりがないこと。間に髪の毛を入れる余地もないこと。
完膚無し	無傷のところがないほどに徹底的にやり込めること。
疑心暗鬼を生ず	疑いの心で見ると何でもないこともあやしく見える。「暗鬼」とは妄想から起こる恐怖。
杞憂	天が落ちてくるかというような無用の心配をすること。
杏林	人間的にも優れた名医を表す言葉。中国の三国時代の医師・董奉は、医療費の代わりに治癒した患者に杏の木を植えさせ、杏の林をつくったという故事から。
鶏口となるも牛後となるなかれ	大きな組織のしりにつくよりは、小さな組織の長になれということ。
蛍雪の功	苦労して学問をして成果をあげること。貧しくて灯火の油を買えず、蛍や雪を集めて、その明るさで書を読み、出世を果たしたという故事から。
逆鱗に触れる	目上の人を怒らせてしまうこと。「逆鱗」とは、竜のあごの下に逆さに生えた一枚の鱗。
後顧の憂い	あとあとの心配。「後顧」とは、あとのことを気にすること。
後塵を拝する	他の人に先んじられること。「後塵」は車が通ったあとの土ぼこり。
呉越同舟	仲の悪い者がたまたま同じ立場に立たされたり、共通の利害のためにともに行動したりすること。呉と越は中国の春秋時代の国。『孫子』より。
虎穴に入らずんば虎子を得ず	危険をおかさなければ成功できない。
左遷	官位を下げること。中央から地方に移ること。昔の中国で、右を尊び、左を卑しんだことから。

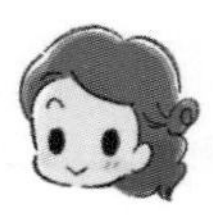

座右の銘	自分のいましめとする言葉。「銘」とは書きつけること。
三顧の礼	人に頼む際に礼をつくすこと。『三国志』より。
歯牙にかける	取り立てて問題にする。「反逆などというものではなく、ただの鼠や犬のようなこそどろにすぎず、歯牙の間に置くにもたりません」。『史記』より。
自家薬籠中の物	手中にあって自由になるもの。
死中に活を求む	絶望的な状態から抜け出す方法を求める。 =九死に一生を得る
弱冠	男子の二十歳。年の若い男性を指す。
出藍の誉	弟子が師より優れているたとえ。「青は藍より出でて藍より青し」。『荀子』より。
焦眉の急	身にさしせまった危難。眉が焦げるほど火が迫っていること。
食指が動く	欲望が起こること。食指は人さし指。昔、中国で子公という人が、人さし指が動くと必ずごちそうにありついたという故事から。
人口に膾炙する	広く世間の話題となること。「膾炙」はなますとあぶった肉で、だれにでも好まれたことから。
推敲	詩や文章の言葉をよく検討すること。唐の詩人・賈島が「推」の文字を「敲」に改めようか悩み、有名な文人の韓愈にたずねた故事による。
杜撰	いい加減なこと。
正鵠	的の中央の黒い点のこと。要点、急所。「正鵠を射（得）る」とは、「そのものの本質を鋭く指摘する」という意味。
青天の霹靂	思いがけない大事件。青空に急に鳴り出す雷から。
前門の虎後門の狼	ひとつの困難から逃れても、別の困難に遭うこと。
醍醐味	すばらしい最高の味わい。「醍醐」とは牛や羊の乳からつくった飲み物。
他山の石	より劣っている者の言動を自分に役立てること。「他山の石、もって玉を攻むべし」。『詩経』より。※「攻」は「みが（く）」とも読む
蛇足	つけ足しても無駄であるもの。無用の長物。
断腸の思い	たいへんにつらく、悲しい思いのこと。子ザルを人間にとらえられた母ザルが、腸がずたずたに断ち切れて死んでしまったという故事から。
竹馬の友	竹馬に乗って遊んだ仲間。幼なじみ。
天網恢々疎にして漏らさず	天の法の網は、広くて粗いようだが悪人を取り逃がすことはない。天は決して悪事を見逃さないということ。
頭角を現（見）す	学識や才能が優れて目立つこと。鹿の群れの中で一頭だけ角を高く見せている様子から。

17 故事成語 ②

灯火親しむべし	読書をするのに適した季節であるということ。
登竜門	立身出世につながる関門のこと。竜門という急流を登った鯉は竜になるという故事から。
塗炭の苦しみ	苦しみが激しいこと。塗炭は泥と炭。
虎の威を借（藉）る狐	他人の力によっていばる小人物。
人間万事塞翁が馬	人間の幸不幸は予測できないこと。
鳴かず飛ばず	実力はあるのだが、人の目につくような活躍をしていないこと。
錦を着て故郷に帰る	立身出世して故郷に帰ること。 ＝故郷に錦を飾る
背水の陣	川や沼を背にして退くことができないことから、失敗すれば滅びるしかないという覚悟で行動すること。
白眉	最も優れている人や物。五人兄弟の中で最も優れている長兄は眉に白い毛があったという故事による。
薄氷を履（踏）む	危険をおかすことのたとえ。「戦戦兢兢として深淵を臨むがごとく、薄氷を履むがごとし」。『詩経』より。
破竹の勢い	すさまじい勢い。竹は一箇所を割ると全部が割れてしまうことから。
万全の策	まったく手抜かりのない計画。
百年河清を俟つ	いつまでたっても実現しないことのたとえ。人の寿命は短いので、河（黄河）が澄むのを待ちきれない。
百聞は一見に如かず	話を聞くより目で実際に見るほうが確かである。「百聞は一見に如かず、兵ははるかに度り難し」。『漢書』より。
氷炭相容れず	性質が反対で調和しないこと。 ＝水と油
覆水盆に返らず	してしまったことは取り返しがつかない。
刎頸の交わり	生死をともにするほどの交わり。
矛盾	言行がくいちがい、つじつまが合わないこと。どちらも強いと言って盾と矛を売る者のつじつまが合わない故事による。「お前の強い矛でその強い盾を突いたら一体どちらが強いのか」。『韓非子』より。
孟母三遷の教え	教育には環境が大切であるという教え。孟子の母は、子の教育に適した環境を求めて３度引っ越しをしたという故事による。
病膏肓に入る	病気がきわめて悪化していることから転じて、趣味などに熱中しすぎて手がつけられなくなることのたとえ。
有終の美	結末をよくすること。「初めあらざるなし、よく終わり有るは鮮なし」。『詩経』より。

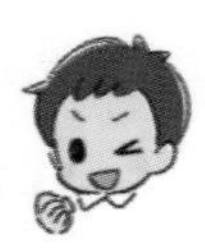

李下(りか)に冠(かんむり)を正(ただ)さず	スモモ（李）を盗もうとしていると思われるので、スモモの木の下では冠を直そうとしてはいけない。すなわち、怪(あや)しまれるようなことはするなということ。＝瓜田(かでん)に履(くつ)を納(い)れず
立錐(りっすい)の余地(よち)なし	わずかなすきまもない。

練習問題

→答えは157ページ

問　次の①～⑤の説明文が意味する故事成語を答えなさい。

①　口を開けたハマグリの中身をシギが取ろうとした。するとハマグリがあわてて口を閉じたので、シギのくちばしがはさまれた。両者が争っているうちに、たまたま通りかかった漁師がハマグリもシギも自分のものにしてしまった。

→（　　　　　　　　　　）

②　敵から少し逃げた者が、遠くまで逃げた者を笑ったが、孟子(もうし)は「どちらも敵から逃げた臆病者である行為には変わりない」と言った。→（　　　　　　　　　　）

③　飼い主がサルに餌(えさ)のどんぐりを朝３つ、夕方４つやろうと言ったらサルが怒ったので、それなら朝４つ、夕方３つやろうと言ったところ、サルは満足した。

→（　　　　　　　　　　）

④　塞(とりで)（＝要塞(ようさい)）のそばに住んでいた老人の馬が脱走し、老人は落胆した。ところがやがてその馬は別の馬を連れて戻ってきた。老人の子がその馬から落ち、足を折ったが、兵役を免れ命が助かった。→（　　　　　　　　　　）

⑤　即位後３年も仕事をしない王に家臣が注意すると、「3年も鳴かない鳥は、ひとたび鳴いたら人を驚かせ、ひとたび飛んだら高く飛ぶだろう」と答えた。

→（　　　　　　　　　　）

18 間違いやすい表記・注意を要する表現 ①

ここでは話したり書いたりする時に間違いやすい表記・注意を要する表現について確認しておきましょう。✕が要注意、○が望ましいものです。

1 間違いやすい表記

①「づ」と「ず」

✕うなづく ➡ ○うなずく
✕そとずら（外面） ➡ ○そとづら

「そとづら」「わかりづらい」の２つについては、「そと」＋「つら」、「わかる」＋「つらい」と分けて理解すると、覚えやすいでしょう。

✕つまづく ➡ ○つまずく
✕ひとつづつ ➡ ○ひとつずつ
✕わかりずらい ➡ ○わかりづらい
✕まづ ➡ ○まず
✕まづい ➡ ○まずい

②大胆過ぎる当て字

✕悪魔でも ➡ ○あくまでも
✕細(こま)めな ➡ ○小まめな
✕佐々井(さ さ い)な ➡ ○些細(ささい)な

2 注意を要する表現（口語、俗語、流行語など）①

①名詞編

✕ひいおじいちゃん・ひいおばあちゃん ➡ ○曽祖父(そうそふ)・曽祖母(そうそぼ)
✕おじちゃん ➡ ○伯父（父母の兄）／叔父（父母の弟）
✕おばちゃん ➡ ○伯母（父母の姉）／叔母（父母の妹）
✕ダンナ ➡ ○夫（自分の配偶者）、旦那様（相手の配偶者）
✕ヨメ ➡ ○妻（自分の配偶者）、奥様（相手の配偶者）
✕逆ギレ ➡ ○開き直り、居直り
✕タメロ ➡ ○砕けた口ぶり、馴れ馴れしい口調、仲間と話すような言葉づかい

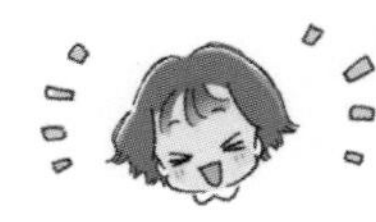

②形容詞編

×うざい（うざったい） ➡ ○鬱陶（うっとう）しい
×きもい ➡ ○不快だ、気持ち悪い　など
×ヤバい ➡ ○すばらしい、立派だ、感動的だ、危機的だ、困った　など多数
×ハンパない ➡ ○中途半端ではない、レベルが超越している

③形容動詞編

×真逆だ ➡ ○正反対だ
×いっぱいいっぱいだ ➡ ○精一杯だ
×（人や物事に対して）大好物だ ➡ ○大好きだ

④動詞編

×キレる ➡ ○感情的になる、頭に血が上（のぼ）る、感情が爆発する、逆上する　など
×すべる ➡ ○冗談が受けない
×ドン引きする ➡ ○気まずい雰囲気になる、しらける
×刺さる ➡ ○心に響く、感動する
×爪痕（つめあと）を残す ➡ ○成果を残す、記憶に残る

⑤副詞編

×いまいち ➡ ○いまひとつ
×たた（多々） ➡ ○頻繁に、よく
「多々」は一般に定着した形になりつつあります。
×まじで ➡ ○真面目に、本気で、本当に
×私（わたし）的に ➡ ○私としては
×すごく ➡ ○とても、大変、非常に
×普通に（「普通においしい」などの「普通に」） ➡ ○おいしさのレベルは普通だ　など

⑥接続詞・接尾語編

×でも、けど、だけど ➡ ○だが、しかし
×頑張りたいなって ➡ ○頑張りたいと

19 間違いやすい表記・注意を要する表現 ②

3 注意を要する表現（口語、俗語、流行語など）②

①文法的な誤り

×後で後悔する ➡ ○後悔する
×今の現状 ➡ ○現状
×頭痛が痛い ➡ ○頭痛がする、頭が痛い
×とんでもございません ➡ ○とんでもないことでございます

「とんでもない」は「とんでも」に否定の「ない」がつき、さらにそれを丁寧形にして「とんでもございません」となったのではありません。「とんでもない」で１つの形容詞。それを丁寧形にすると「とんでもないことでございます」となるわけです。

×帰らさせていただきます ➡ ○帰らせていただきます

「さ」入り表現。「帰らさせていただきます」「行かさせていただきます」など五段活用動詞には「さ」を入れないようにしましょう。

×違かった ➡ ○違った

「よい→よかった」「悪い→悪かった」などの形容詞の過去形につられて、「違う」という動詞まで「かった」をつけて過去形にしないようにしましょう。

×見れない、出れない、来れない ➡ ○見られない、出られない、来られない

上一段活用動詞、下一段活用動詞、さ行変格活用動詞は「ら抜き」になりやすいので注意。

「見れない」→「見ることができない」という意味の可能表現、「見られない」→「ご覧にならない」という意味の尊敬表現になることもあります。文脈から判断しましょう。

②聞き間違いやノリによる誤用

×ふいんき（雰囲気） ➡ ○ふんいき
×シュミレーション（模擬実験） ➡ ○シミュレーション
×コミニュケーション（意思の疎通） ➡ ○コミュニケーション

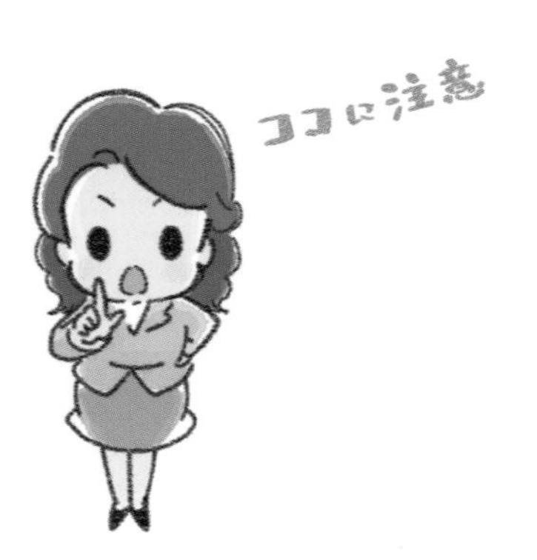

練習問題

→答えは158ページ

問1　**「分泌」の読み方で正しいものはどれですか。記号で答えなさい。**

①　ぶんぴ　　②　ぶんぴつ　　③　どちらでもよい

（　　　）

問2　**「雰囲気」の読み方で正しいものはどれですか。記号で答えなさい。**

①　ふいんき　　②　ふんいき　　③　どちらでもよい

（　　　）

問3　**「わかりずらい」「一歩づつ」「じめん」のうち正しいものはどれですか。1つ選んで書きなさい。**

（　　　　　　）

問4　**「違う」の過去形はどれですか。記号で答えなさい。**

①　ちがった　　②　ちがかった　　③　どちらでもよい

（　　　）

問5　**「模擬実験」を意味する外来語はどれですか。記号で答えなさい。**

①　シュミレーション　　②　シュミュレーション　　③　シミュレーション

（　　　）

問6　**「意思の疎通」を意味する外来語はどれですか。記号で答えなさい。**

①　コミニュケーション　　②　コミュニケーション　　③　コミニケーション

（　　　）

問7　**「辞めさせていただきます」「書かさせていただきます」「読まさせていただきます」のうち、正しいものはどれですか。1つ選んで書きなさい。**

（　　　　　　　　　　）

20 医療用語 ①

ここで取り上げた医療用語は、それほど専門性の高いものではありません。現時点での自分の知識を確認するつもりで読み進めてみてください。

ICU（intensive care unit）	集中治療室。
iPS 細胞 (induced pluripotent stem cells)	「人工多能性幹細胞」と訳される。体細胞へ数種類の遺伝子を導入することにより、ES 細胞のように非常に多くの細胞に分化できる分化万能性と、分裂増殖を経てもそれを維持できる自己複製能力を持たせた細胞のこと。
アセスメント（assesment）	患者に何が起こっているのかを把握し、評価すること。
アドレナリン（adrenaline）	副腎髄質より分泌されるホルモン。
アナフィラキシーショック (anaphylaxis shock)	アレルゲンが体内に入ることにより、血圧低下や意識障害を伴う状態。
アルツハイマー病 (Alzheimer's disease)	脳の神経細胞が脱落して認知症症状を引き起こす病気。老人性認知症の多くを占める。
アレルゲン（Allergen）	アレルギーの原因となる物質の総称。
ES 細胞 (embryonic stem cell)	「胚幹(はいかん)細胞、胚性幹細胞」と訳される。あらゆる組織や臓器に変化する可能性を持つ細胞。
インシデント（incident）	医療現場において、医療従事者が事前に気づいた誤りや、患者に影響が及ばないレベルのミスや事故。類義語は「ヒヤリ・ハット」。
インスリン（insulin）	膵臓で作られるホルモン。血糖を下げる働きがある。これが十分に働かないと糖尿病となる。
院内感染	医療機関内で新たに病気に感染してしまうこと。院内感染の原因として疑われている代表的な例としては、MRSA（メチシリン耐性黄色(たいせいおうしょく)ブドウ球菌）による感染がある。
インフォームド・コンセント (informed consent)	「説明と同意」と訳される。医師が患者に対して病状や治療法を相手にわかる方法で説明し、患者や家族が納得し、同意したうえで治療を進めること。患者の権利を尊重した医療を進めるうえで重要とされている。
ウイルス（virus）	感染症を引き起こす微生物。他の生物の細胞を利用して自己複製する。
ウエルビーイング（well-being）	各人の権利や自由が尊重され、身体的、精神的、社会的に良好な状態にあることを意味する考え方。21 世紀の社会福祉の理念のひとつ。
うっ血	静脈や毛細血管内の血流が停滞し増加した状態。
ALS（amyotrophic lateral sclerosis）	筋萎縮性側索硬化症(きんいしゅくせいそくさくこうかしょう)。体中の筋肉を自由に動かせなくなる難病。
AIDS（acquired immuno-deficiency syndrome）	エイズ。後天性免疫不全(こうてんせいめんえきふぜん)症候群。HIV ウイルスの感染による免疫不全症候群。

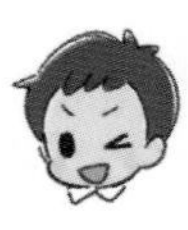

AED（automated external defibrillator）	自動体外式除細動器。突然の心臓停止の際に心臓に電気ショックを与え、正常なリズムに戻すための医療機器。
ADHD（attention deficit hyperactivity disorder）	注意欠陥・多動性障害。
ADL （activities of daily living）	日常生活動作。歩行・摂食（せっしょく）・衣服の着脱・洗面・入浴・排便などの日常生活における身辺（しんぺん）動作のこと。
SOL（sanctity of life）	サンクティティー・オブ・ライフ。生命の尊厳。人間の命は無条件に尊いとする考え方。
MRI（magnetic resonance imaging）検査	磁気共鳴画像診断装置を使って、体内の状態を断面像として描写する検査。
介護離職	家族などの介護のために、自分の仕事を辞めたり、キャリアを捨てたりすること。
カンファレンス（conference）	医療スタッフの話し合いの場。
既往症	過去にかかった病気。
希釈（きしゃく）	原液に水を混ぜて薄めること。
キャリア（carrier，career）	ウイルスを体内に保有している人（carrier）。専門技能を持っている人（career）。
急性期	症状が急に現れる時期。病気になり始めの時期。 ※回復期（病状が安定し始めた時期）、慢性期（病状が比較的安定している時期）
禁忌（きんき）	医薬品を投与すべきでない患者やその状態。
QOL（quality of life）	クオリティー・オブ・ライフ。生命の質。生活の質。終末期医療において、余命幾ばくもない患者に対して、苦痛や不自由を強いる延命治療よりも、死期を早めることになっても、その人の希望する状態を提供することを指すこともある。
クローン（clone）	「分枝系（ぶんしけい）」と訳される。元の生き物とまったく同じ遺伝情報を持つ生物個体。
ケア（care）	看護。介護。世話。手当て。
傾聴	耳と心を傾けて相手の訴えを聴くこと。
ゲノム（genome）	ある生物をつくるのに必要な全遺伝情報。
健康寿命	継続的に医療や介護を必要とせずに生活できる期間。
抗原	生体に免疫を引き起こす物質。
抗体	体内に入った抗原を体外へ排除するために作られるタンパク質の総称。
コ・メディカル（co-medical）	医師以外の医療従事者の総称。

21 医療用語 ②

COVID-19(コービッド) (corona virus disease-19)	新型コロナウイルス感染症。
混合医療	保険医療（保険適用の診療）と、自由診療（保険適用外診療）を組み合わせた医療のこと。
細菌	感染症を引き起こす微生物。光学顕微鏡で見ることができる。栄養源さえあれば複製、増殖できる。
酸素飽和度	血液中にどの程度の酸素が含まれているかを表したもの。パルスオキシメータで計測できる。
COPD（chronic obstructive pulmonary disease）	慢性閉塞性肺疾患。慢性気管支炎や肺気腫（はいきしゅ）と呼ばれてきた肺疾患の総称。
シャドーイング（shadowing）	新人看護師などが、先輩などの後について回り、必要な業務を身につけること。
収縮期血圧	最高血圧のこと。 ⇔拡張期血圧（最低血圧のこと）
出生前検査	胎児がどのような病気を持っているかを調べる検査。
褥瘡（じょくそう）	床ずれのこと。長期間、同じ姿勢で寝たり座ったりしていることで生じる皮膚障害。
セカンド・オピニオン (second opinion)	「第二の見立て」と訳される。主治医以外の診断や助言のこと。
潜在医療従事者	医療従事者の免許は持っているが、現場で働いていない人。
スクリーニング（screening）	精密検査のこと。
ターミナルケア (terminal care)	「終末期医療」と訳される。死が避けられない状況の患者に、痛みや死の恐怖を取り除く医療を施すこと。
DNA（deoxyribonucleic acid）	デオキシリボ核酸。遺伝子の本体。
ドナー（donor）	臓器提供者。 ⇔レシピエント
トリアージ（triage）	災害発生時など治療を必要とする患者が多い時、緊急度や重症度によって治療の優先順位をつけること。
トリプルマーカー	妊娠 14 ～ 18 週ぐらいの妊婦から採血した血液の成分を調べる検査。胎児の障がいの有無を調べることができる。
ノーマライゼーション (normalization)	高齢者や障がいを持つ人が、そうでない人と同じ社会の中で自分らしく生きられるようにすべきだという考え方。
ノロウイルス（norovirus）	非細菌性の急性胃炎を引き起こすウイルスの一種。
バイオエシックス（bioethics）	「生命倫理」と訳される。生命をどうとらえ、扱うかについての心構え。
バイタルサイン（vital signs）	「生命兆候」と訳される。「脈拍」「血圧」「呼吸」「体温」の 4 つを指すことが多い。

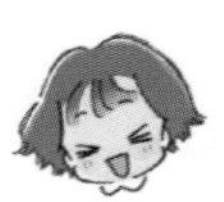

パターナリズム（paternalism）	父権主義。子のためによかれと思うことを父が判断、決定すること。医療現場では子を「患者」、父を「医師」に置き換えられて解釈される。
バリアフリー（barrier free）	直訳すると「障害の除去」。高齢者や障がい者が社会の中で生きていくうえで物理的、心理的障害が除去されること。
PTSD（post traumatic stress disorder）	心的外傷後ストレス障害。強いショックやストレスが、長い間心の傷となること。
BMI（body mass index）	肥満度を表す指標。体重(kg)÷身長$(m)^2$で算出する。
プライマリー・ケア（primary care）	「初期診療」と訳される。病気やけがをしたときに最初に受ける医療のこと。
プラシーボ（placebo）	「偽薬（ぎやく）」と訳される。患者が信頼している医師から「これはあなたのために処方した薬です。とてもよく効きますよ」と言って渡されたのが小麦粉であっても、それを服用した患者の症状がよくなってしまうような治療効果を言う。
平均寿命	0歳時における平均余命（よみょう）。
平均余命	あと何年生きられるかの平均。
ホスピス（hospice）	終末期医療を行う施設のこと。
ホスピタリティー（hospitality）	「心地良さ」「快適性」と訳される。医療従事者が思いやりを持って、患者に心地良さや快適性のある医療を提供すること。
メタボリック・シンドローム（metabolic syndrome）	内臓脂肪症候群。生活習慣病の引き金になることがある。内臓脂肪型肥満に、高血圧・高血糖（けっとう）・脂質異常のうちの2つ以上が合併した状態。
免疫	体内で病原体や異物の侵入を認め、それに抵抗する仕組み。
メンタルヘルス（mental health）	心の健康。WHOは「健康の定義」の一つとしてあげている。
モニタリング（monitoring）	患者に必要なケアが提供されているか、それが患者の病状改善に反映されているかを観察・把握すること。
ユニバーサルデザイン（universal design）	「障がいのある人のためにデザインされた物はどんな人にとっても利用しやすいはずだ」という考えのもとに、能力や障がいに関係なくすべての人が利用しやすいようにデザインすること、またはデザインされた製品を言う。
リハビリテーション（rehabilitation）	病気や怪我による能力低下を改善したり、残存する能力を維持・向上したりする行い。
リビングウイル（living-will）	自己の生命・人生に対する意志。たとえば治る見込みのない病気にかかった時、生命維持装置などによる延命を拒否し、寿命が来たら自然に息を引き取りたいという意志を表明すること。
レシピエント（recipient）	臓器の提供を受ける患者のこと。⇔ドナー
ワクチン（vaccine）	病原性を無毒化・弱毒化した病原体からできている。接種することで、その病気の免疫力がつく。

22 医療用語 ③

練習問題

問1　「インフォームド・コンセント」の意味として最も適当なものを、次の①〜⑤のうちから1つ選んで記号で答えなさい。

①　主治医以外の診断や助言のこと。

②　災害発生時等治療を必要とする患者が多い時、緊急度や重症度によって治療の優先順位をつけること。

③　医療ミスを繰り返し行う医療従事者。

④　医療機関内で新たに感染してしまうこと。

⑤　治療法を選択・決定するのに必要な情報を医師が説明し、患者やその家族が同意すること。　（　　　）

問2　「介護離職」の意味として正しいものを、次の①〜③のうちから1つ選んで記号で答えなさい。

①　介護の仕事がきつくて、介護ヘルパーが辞めてしまうことである。

②　家族などの介護のために、自分の仕事を辞めたり、キャリアを捨てたりすることである。

③　家族などの介護のために自分の生活を犠牲にする、未成年の若者のことである。

（　　　）

問3　次の①〜⑩の文に当てはまる医療用語を、あとの語群のア〜コから選んで、記号で答えなさい。

①　患者に何が起こっているのかを把握し、評価すること。　（　　　）

②　医療現場において、医療従事者が事前に気づいた誤りや、患者に影響が及ばないレベルのミスや事故。　（　　　）

③　過去にかかった病気。　（　　　）

④　生体に免疫を引き起こす物質。　（　　　）

⑤　医薬品を投与すべきでない患者やその状態。　（　　　）

⑥　血液中にどの程度の酸素が含まれているかを表したもの。　（　　　）

⑦　直訳すると「障害の除去」。高齢者や障がい者が社会の中で生きていくうえで物理的、心理的障害が除去されること。　（　　　）

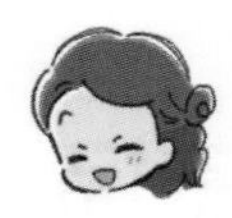

→答えは158ページ

⑧ 生活習慣病の引き金になることがある。内臓脂肪型肥満に、高血圧・高血糖・脂質異常のうち２つ以上が合併した状態。 （　　　）

⑨ 「初期診療」と訳される。病気や怪我をした時に最初に受ける医療。 （　　　）

⑩ 医療従事者の免許は持っているが、現場で働いていない人。 （　　　）

語群

ア 潜在医療従事者　**イ** アセスメント　**ウ** 禁忌　**エ** 抗体　**オ** 酸素飽和度
カ プライマリー・ケア　**キ** メタボリックシンドローム　**ク** バリアフリー
ケ インシデント　**コ** 既往症

問４　次の①～⑤の医療用語について説明しなさい。

① 平均寿命 （　　　）

② 健康寿命 （　　　）

③ ワクチン （　　　）

④ 急性期 （　　　）

⑤ 「細菌」と「ウイルス」の違い
（　　　）

問５　①の（　　）の中に適切な言葉を入れ、②③はａ～ｈに入る適切な言葉をあとの語群のア～クから選び、記号で答えなさい。

① 臓器移植では（　　　）からレシピエントへ臓器が移植される。

② 自然災害時には１人でも多くの人命を救助するため（a　　　）が行われることもある。被災者は時間が経ってから（b　　　）に見舞われることもあるので、医療従事者による（c　　　）のチェックが必要だ。

③ 今日、医療においては（d　　　）の時代は終わり、患者への（e　　　）の提供、（f　　　）の向上も大切だ。（g　　　）に基づき、（h　　　）といった患者の権利の尊重も欠かせない。

語群

ア メンタルヘルス　**イ** トリアージ　**ウ** PTSD　**エ** セカンドオピニオン
オ 生命倫理　**カ** ホスピタリティー　**キ** パターナリズム　**ク** QOL

23 接続詞

接続詞の働きをするものには、「接続詞」「接続助詞」「副詞」の３つがあります。さらに働きで分類すると、次のような種類があります。

働き	接続詞	意味と使い方の例
①転換	ところで・では・さて・話は変わるが　など	新しい話題を持ち出して、今までの話題を変える働きをする。改行する場合によく使われる。 例「今朝も寒いですね。ところでおばあちゃんの具合はいかがですか」
②逆接	しかし・けれども・ところが・だが・が・然(しか)るに・とは言うものの・しかしながら・もっとも　など	前の内容を打ち消したり、前と反対の内容を述べたりする。 例白飯(はくはん)に味噌汁は合う。しかしコーヒーは合わない。
③対比	A は〜、一方（他方）B は〜・それに対して・〜と比べて　など	前後の 2 つの言葉や文を対比させて違いを際立たせる。 例私は文系に、一方弟は理系に進学した。
④追加	そして・それも・それに・および・〜も・とともに・と同時に・さらに・その上・しかも・のみならず・それに加えて・まして・もう一つ・また　など	前の内容にもう 1 つ情報をつけ加える。 ☆注意 !! 「そして」は種類の違うものを追加することが一般的。 例 A 病院の診療科目は内科そして外科だ。 「それも」は種類の同じものを追加することが一般的。 例彼は試験に合格した。それも一番の成績で合格した。
⑤順接	だから・したがって・故に・その結果・すると・そこで・結局　など	前の内容を前提・原因として受けて、結論・結果を述べる。 例今朝は大雨だった。だから母に駅まで送ってもらった。
⑥補足	ただし・なお・もちろん・確かに・なぜなら　など	前で言い足りなかったことを補う。 例残業を認めます。ただし 20 時までです。
⑦換言	つまり・すなわち・要するに・例えば・言い換えれば・いわゆる・と言うよりも・いずれにしても　など	前の内容をまとめたり、言い換えたりする。 例私の家では父も母も働いています。つまり共働きです。
⑧選択	または・もしくは・それとも　など	前の内容か、あとの内容か、どちらか一方を選ぶ。 例コーヒーにしますか。それとも紅茶にしますか。

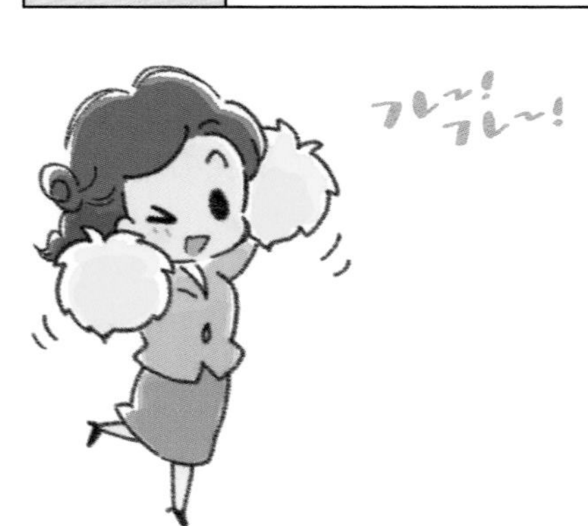

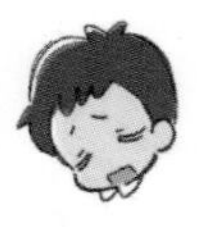

練習問題

→答えは158ページ

問1　次の文章を読んで、空欄①～⑤にふさわしい接続詞を、あとの語群のア～オから選んで記号で答えなさい。

「最近の梅雨は、今までと違う……」

数年前から人々が異口同音に口にし始めた。具体的に様子を尋ねると、「まるで台風の時の雨の降り方だ。（①　　　）大型台風の時のような」

（②　　　）なぜ日本の梅雨は変わってしまったのだろうか。それは地球温暖化が進んだからだ。気温が上がると海水の温度も上がる。

（③　　　）水蒸気の量も増える。（④　　　）大量の雨が降るようになってしまったのだ。

（⑤　　　）温暖化対策は一向に進まない。日本の梅雨はどうなってしまうのだろう。

語群

ア しかし　**イ** では　**ウ** その結果　**エ** そして　**オ** それも

問2　「Aさんには、テオフィリンおよびオルベスコを処方してください」という指示があった時、Aさんに処方するのはあとの語群のア～エのどれですか。記号で答えなさい。

（　　　）

語群

ア テオフィリンだけ　**イ** オルベスコだけ　**ウ** テオフィリンとオルベスコ
エ テオフィリンかオルベスコ

問3　「森鷗外の職業は軍医と作家だ」という意味にならないのは次のどれですか。記号で答えなさい。

① 森鷗外の職業は軍医だ。そして、作家だ。

② 森鷗外の職業は軍医だ。また、作家だ。

③ 森鷗外の職業は軍医だ。または作家だ。　（　　　）

24 副詞の呼応

「副詞の呼応」とは、副詞が決まった文末を取ることです。✕が間違った使い方、○が正しい使い方です。

働き	副詞	文末と使い方の例
①推量	おそらく・たぶん・きっと・もしかしたら・ひょっとしたら	～だろう・～と思う・～はずだ・～かもしれない 例✕おそらく雨だ ➡ ○おそらく雨だろう
②否定（打ち消し）	決して・まったく・とうてい・全然・少しも・かならずしも	～ない 例✕決して忘れる ➡ ○決して忘れない ※「全然」は「全然大丈夫」などとも使いますが、「全然問題ない」の言い換えとして許容範囲とされます。
③否定の推量	まさか・よもや	～まい 例✕まさか帰るだろう ➡ ○まさか帰るまい
④疑問・反語	なぜ・どうして・はたして	～なのか・～か 例✕なぜ反対する ➡ ○なぜ反対するのか
⑤希望	どうぞ・ぜひ・どうか	～ください・～たい 例✕ぜひ来る ➡ ○ぜひ来てください
⑥仮定	もし・たとえ・仮に	～ても（でも）～・～なら～ 例✕もし失敗したらあきらめない ➡ ○もし失敗してもあきらめない
⑦たとえ	まるで	～ようだ 例✕まるで夢だ ➡ ○まるで夢のようだ

副詞と文末は
セットで覚えよう。
「決して」忘れ
「ない」ようにね。
「はたして」
忘れない
「はずです」よ。
なんか変では？

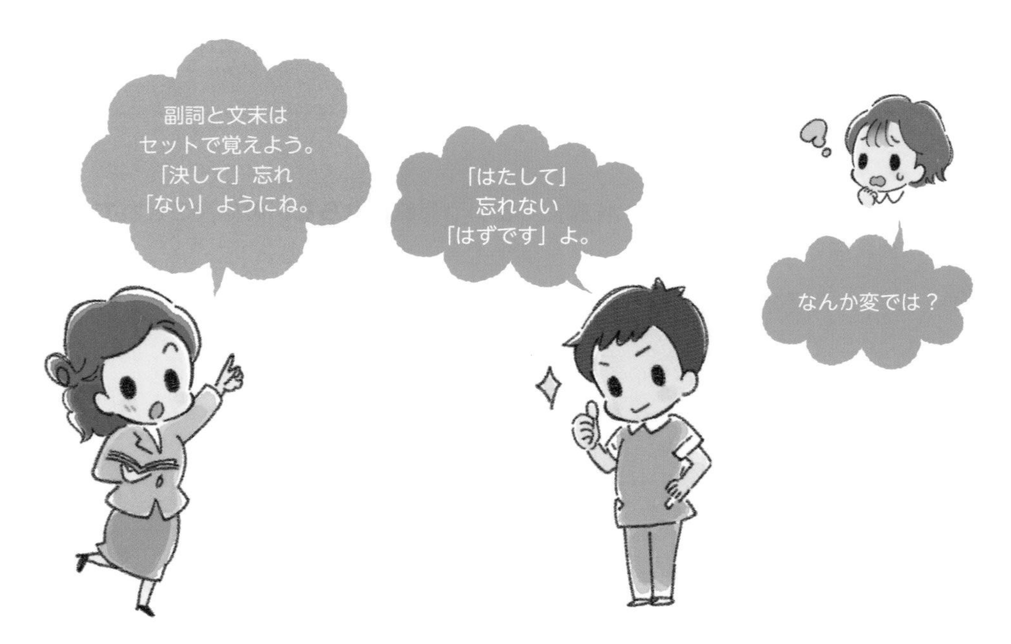

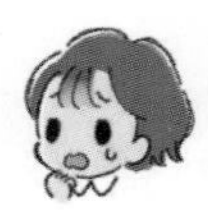

練習問題

→答えは158ページ

問　次の①～⑮の（　　）の中に、ひらがなを１字ずつ入れなさい。

① どうぞご覧（　　）（　　）（　　）（　　）。

② 決して諦め（　　）（　　）。

③ 二度と故郷に帰ら（　　）（　　）。

④ 彼女はめったに泣か（　　）（　　）。

⑤ いまだに収束の見通しが立た（　　）（　　）。

⑥ 必ずしもうまくいくとは限ら（　　）（　　）。

⑦ たぶん明日は晴れる（　　）（　　）（　　）。

⑧ まるで夢の（　　）（　　）（　　）。

⑨ もし夢が叶う（　　）（　　）、亡き祖母に会いたい。

⑩ たとえ負け（　　）（　　）、くじけない。

⑪ まさか負けることはある（　　）（　　）。

⑫ なぜ看護師になったのです（　　）。

⑬ 私は彼の実力にはとうてい及ば（　　）（　　）。

⑭ ぜひいらして（　　）（　　）（　　）（　　）。

⑮ はたして成功するだろう（　　）。

復習テスト

1章　国語常識

→答えは159ページ

1 次の文章を読んで、あとの問いに答えなさい。

「情けは人のためならず」。（　a　）との意味だが、（　b　）と勘違いする向きもあるようだ。似た例に、「他山の石」もある。（　c　）ではない。（　d　）というのが本来の意味だ。この２つは字面からくる誤解だが、最近は耳からくる誤解も増えている。「まごにもいしょう」と聞くと、「（　e　）」という意味だが、最近は「孫は何を着てもかわいい」という意味で使う人が増えているらしい。これは「（　f　）（　g　）にも衣装」を「孫にも衣装」と頭の中で思い浮かべてしまっているからだろう。「情け」「（　f　）（　g　）」自体にピンとこない人もいるのかもしれない。

問1　（　a　）～（　e　）に入るものを次の①～⑤の中から選び、記号で答えなさい。

① 他人の失敗は邪魔である。

② 人に優しくしておくと、巡り巡って自分が困ったときに助けてもらえる。

③ 人は身なりが良ければ立派に見える。

④ 人に優しくすると甘えるのでその人のためにならない。

⑤ 他人の失敗を自分を磨く助けにする。

（a　　　）（b　　　）（c　　　）（d　　　）（e　　　）

問2　（　f　）（　g　）に入る漢字を１字ずつ書きなさい。

（f　　　）（g　　　）

2 次の①～④の文中の（　　）に入る正しい語句を、aとbのどちらかから選びなさい。

① この看護大学の学生は優秀な人材揃いだから、今のうちに（　a 青田買い　　b 青田刈り　）をしておこう。

② 私はまだ未熟なのに看護師長に任命されるなんて（　a 役不足　　b 役者不足　）です。

③ 退院の日は（　a 台風一過　　b 台風一家　）の晴天だった。

④ 事情を聞こうとしたが「知らない」の一点張りで、取りつく（　a しま　　b ひま　）がない。

3 次の看護記録には間違いがあります。正しく直してください。

A さんの看護記録

[容態と評価]
午前中、右ふくらはぎの異和感を訴える。
原因は、おそらく冷えによる血流の低下だった。
入院 2 日目だから、同室の患者とはまだ気の置けない関係で、リラックスできないのだろう。
[看護内容]
担当の B 医師の指示に基ずき、温かいタオルで患部を湿布し、新珍代謝を促した。
30 分ほどで症状は改善して、解放に向かった。
[振り返り]
病室から出る時、A さんからの「ありがとう」の一言が刺さった。
これからも患者の細かいところまで感心を持つことを忘れずにきめ細かなケアを実践し、患者の EBM の向上に勤めることで患者に信頼して欲しいと思います。

25 2章のはじめに

第1章では国語常識を身につけたので、それを生かしてここでは「書く力」を学んでいきましょう。看護医療系の学校で「書く力」が求められるものは、主に「レポート」「論文」「看護記録」です。

1 何を書くのか

1 レポート

「レポート」は直訳すると「報告書」ですが、看護医療系の学校ではもう少し広い意味を持つ文章になります。例えば、下記のようなものがあります。

①合格者への入学前課題

総合型選抜、学校推薦型選抜などで合格すると、4月の入学まで半年以上空くことがあります。その間の学力低下を防ぐために、また現代医療への問題意識を持ってもらうために、そして4月から始まる学生生活への意欲を高めてもらうために、「入学前課題」が出題されることがあります。

具体的には

・学校側が指定した課題図書を読んで、感想文を書く。

・「高校生活を振り返って」「今後の学生生活への展望」「理想の医療従事者像」など、自己を見つめるテーマの文章を書く。

などがあります。

②病院見学、病院実習、実験、観察後の報告書

授業の一環として病院を見学したり、病院実習をしたり、生物や化学系の実験や観察をしたりしたあとに、その内容、結果、考察などをまとめたものです。

2 論文

学生生活の締めくくりである「卒業論文」、卒業後、研究者となったときに研究成果をまとめる「研究論文」などが、これに該当します。卒業論文の執筆を必要としない看護医療系大学も増えていますが、最終学年になると病院実習、国家試験対策と合わせて卒業論文の執筆に取り掛かる学生はまだまだ存在します。

3 看護記録

「看護記録」とは、文字通り「看護内容を記録した文章」のことです。患者の情報を医療従事者間で共有する大切な資料です。医療法により2年間の保存が義務づけられています。

2 どのような「書く力」が求められるのか

①事実を客観的に書く力

病院見学や病院実習、実験や観察等で目にしたことや起こったことを、主観（個人の好み、傾向、偏見など）を交えずに表現する力のことです。

②意見や考察を書く力

①から生じた自分なりの主張や考えたことを文章にする力です。

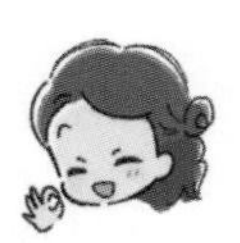

③論理的に書く力

意見や考察を書く時は「なんだかそのような気がするから」ではなく、その根拠となるような事例、体験、データなども合わせて書くことが求められます。この根拠を明確にし、順序立てて書くことを「論理的に書く」と言います。

④要約して書く力

卒業論文や学術論文は、提出する際に、その論文を数百字で要約した文をつけるよう要求されることが多いのです。この要約力は医療現場で患者や同僚の言ったことをメモする時、学生生活においてノートを取る時も役立ちます。

⑤決められた書式や文字数で、見やすく読みやすい内容を書く力

レポートや卒業論文は「A4 のレポート用紙で 10 枚以内」「400 字詰め原稿用紙で 100 枚以上」などと、書式と文字数が決められていることがあります。さらにレポートや卒論は先生方によって評価され、その評価が卒業の可否や就職先を左右することもあります。専門誌、学会誌などに掲載されることもあります。従って、内容の質はもちろん、第三者が読んでもわかりやすくて見やすい内容を書くことが求められます。原稿用紙やレポート用紙の使い方を守り、適切な形で句読点を打ち、段落を分け、文体は常体(じょうたい)（「29 敬体から常体へ・常体から敬体へ」を参照）で統一しましょう。

いよいよ、1 章で身につけた国語の基礎力が試されるよ。
まず「何を」「どのように」書くのかを理解してください。

えええええ……。作文、苦手なんですう。
ガンバレ!

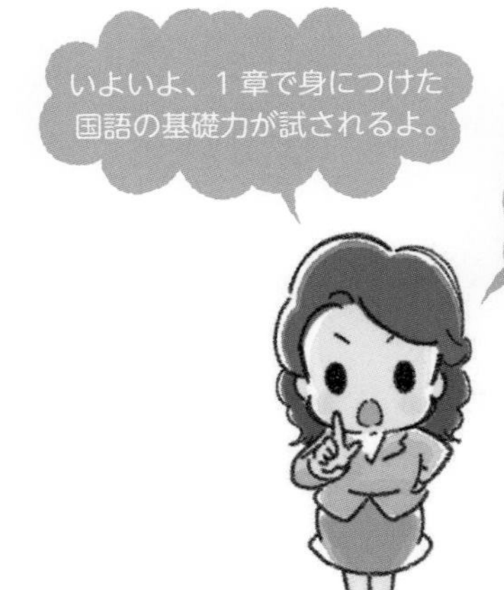

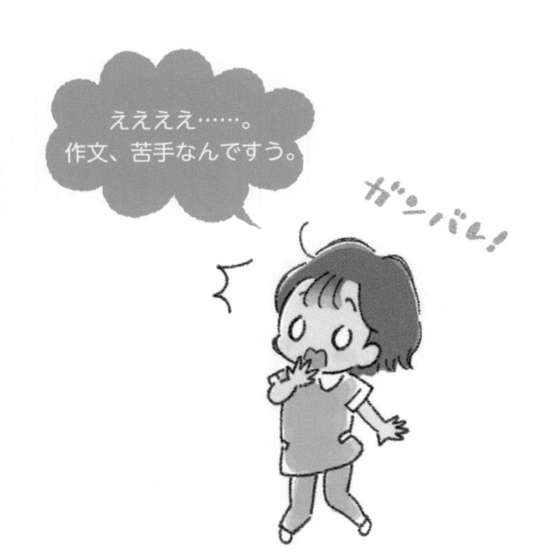

26 原稿用紙の正しい使い方

縦書きと横書きの例を見ながら、原稿用紙の正しい使い方を確認しましょう。

1 縦書き

　日本における最初の看護に関する記事は、『古事記』
にも著されている。その後奈良時代にらい患者救済を行
った光明皇后は、「看護事業の祖」と尊敬されたという。
　日本の近代看護は一八六八年、横浜軍陣病院（後の東
大病院）の設立に始まった。現在、全国には約一五三万
人の看護師が働く。最近では男性の進出も目立ち、全国
の看護学生の六・五%が看護師を目指し、学んでいる。
医療現場では、患者のQOL（Quality of Life）
やインフォームド・コンセント――十分な説明の上での
同意、が課題となっていることを知っておくべきだろう。

出典　石関直子『看護・医療系の小論文　短大・専門学校受験用　新旧両課程対応版』（Gakken）

注意事項

❶ 書き出しは、１マス空けます。

❷ 書名には『　』をつけます。

❸ 小さい「っ」「ゃ」「ゅ」「ょ」（促音（そくおん）、拗音（ようおん））も、１マス使います。

❹ 句読点は次の行の１マス目に送らず、行最後の文字のマスの中に文字と一緒に詰めて打ちます。閉じカッコも同様です。

❺ 段落分けした時も１マス目を空けます。

❻ 縦書きでは数字は漢数字で書きます。

❼ 補足したい時は（　）を使います。

❽ 漢数字は単位をつけてもよいです。

❾ 略称のアルファベットは縦に並べます。

❿ 一般的に英単語は横に寝かせ、大文字は１字１マス、小文字は２字１マスに書きます。単語間は１マス空けます。

⓫ 訳語補足には中線（――）を使ってもよく、２マス分引きます。

⓬ 最終行最後のマス目に文字と句点が一緒に入ると字数オーバーとみなされるので注意。この場合は⓭の読点を取るなどして１マス作り、句点を最後のマスに入れましょう。

禁止事項

小論文においては感嘆符（!）、疑問符（?）、点線（…）は使ってはいけません。びっくりしたなら「～に驚いた。」、疑問があるなら「～だろうか。」と言葉で表現すること。また、「自由って何だろう……」などと「……」を打ってつぶやかないように。

ただし、他の文献からの引用の際、「!」「?」「…」があった時は、忠実に引用しましょう。その際、点線は１マスに３つずつ、２マス分（……）打つのが決まりです。

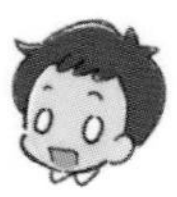

2 横書き

　日本における最初の看護に関する記事は、『古事記』
にも著されている。その後奈良時代にらい患者救済を行
った光明皇后は、「看護事業の祖」と尊敬されたという。
　日本の近代看護は❶1868年、横浜軍陣病院（後の東大病
院）の設立に始まった。現在、全国には約153❷万人の看
護師が働く。最近では男性の進出も目立ち、全国の看護
学生の6.❸5%が看護師を目指し、学んでいる。医療現場
では、患者のQOL（Quality Of Life）やイン
フォームド・コンセント――十分な説明の上での同意、
が課題となっていることを知っておくべきだろう。

出典　石関直子『看護・医療系の小論文　短大・専門学校受験用　新旧両課程対応版』（Gakken）

縦書きと異なる注意事項

❶ 横書きでは数字は算用数字で書きます。１マスに２字入れます。

❷ 単位を外して数字だけ書いても可（1,530,000）。

❸ 小数点も 0.5 字分とみなします。

ココが大事！
縦書きと横書きでは
ルールが少し違います。
例をよく見て覚えてください。
うんうん
なるほど
数字の書き方が
違うんだ！

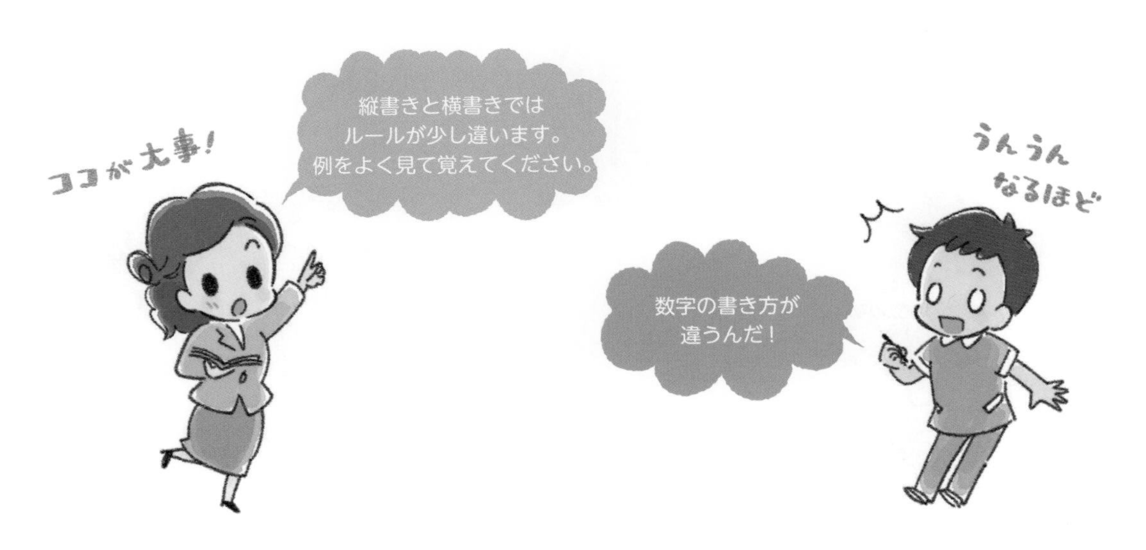

27 句読点の打ち方

文章の最後に打つのが句点（。）。文章の中で文をいくつかに区切るために打つのが読点（、）です。
句点は「これで１つの文を終わりにします」という意味の記号。ゆえに、一文が終わったら打ちます。問題は読点です。どこで打てばよいのか神経質になっている人が少なくありません。そもそも読点とは、意味を正しく伝えるためのものです。読み手に誤解されなければよいのです。
神経質になるあまり、文節ごとに打つ人もいます。例えば、「私が、看護師を、志す、きっかけと、なったのは、ナイチンゲールの、伝記を、読んだ、ことだ。」
これでは行き過ぎです。

読点を打つ時

読点を打つおおまかな決まりは次の通りです。

①長い主語のあと

例　私が看護師を志すきっかけとなったのは、ナイチンゲールの伝記を読んだことだ。

②接続語のあと

例　・結局、私は病院に戻った。
　　・なかなか痛みが取れなかったので、医師の診察を受けた。

③複数の意味に取られそうな時

例　私は弟と母を訪ねた（「私は、弟と母を訪ねた。」と「私は弟と、母を訪ねた。」では意味が異なる）。

④単語を並べた時

例　病院には、看護師、理学療法士、作業療法士、臨床検査技師など、様々な医療従事者がいる。

⑤場面、状況のあと

例　・病院内では、禁煙です。
　　・緊迫した医療現場において、常に冷静さが求められる。

読点は、文章の意味を
正しく伝えるために打つものです。
多すぎても、少なすぎてもダメ。
適当に打っていました……。
意味が変わっちゃうことが
あるんですね。
そっか！

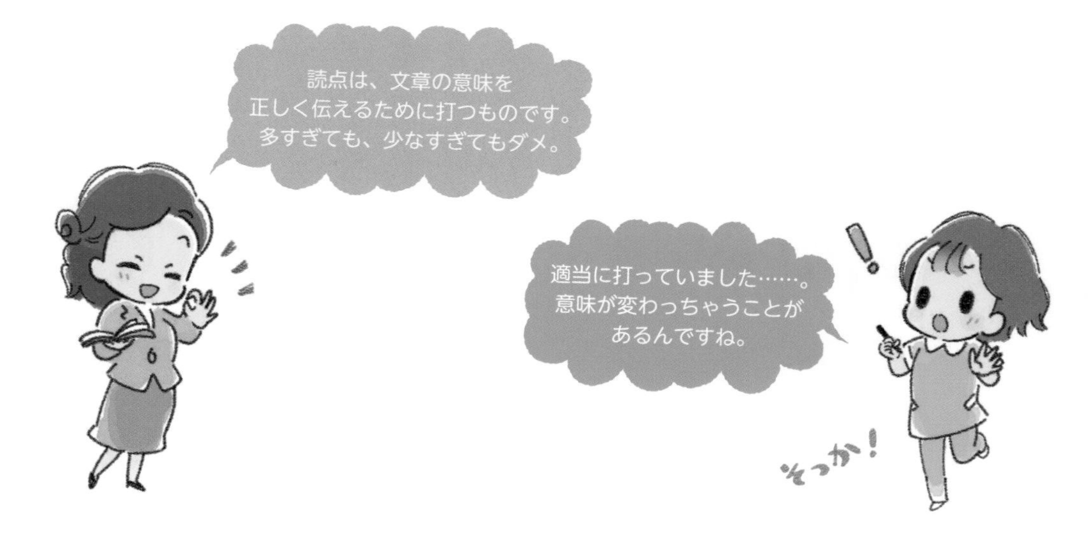

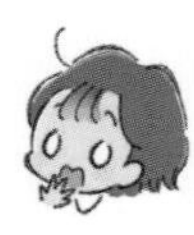

練習問題

→答えは159ページ

問1　次の文章に句点を6箇所、読点を11～14箇所の間で打ちなさい。

生活習慣病の増加による医療費負担が国家予算を圧迫しかねない状況にまで来ている厚生労働省は21世紀国民の2人に1人はがんにかかり3人に1人ががんで死ぬと警告する現に1981年以来日本人の死亡原因の第1位はがんである日本人がかかりやすいがんとして肺がん大腸がん胃がんが挙げられるしかしがんは早期発見早期治療で治る病気になりつつある生活習慣に気をつける一方で定期的ながん検診の受診が求められる

問2　次の文について、母親の様子がわかる位置に読点を1箇所打ちなさい。

母親が嬉しそうにこちらにやってくる我が子を抱きしめた。

問3　次の文について、「私」の行き先にいる人が2人になる位置に、読点を1箇所打ちなさい。

私は看護師と医師のところへ行った。

28 段落分けの仕方

文章において、話題や内容を変える時にわかりやすくするため、区切りを入れることを段落分けと言います。文章を論理的に運ぶために不可欠です。

段落は内容のまとまりごとに分けていくのが基本です。「どこで分ければよいのかわからない」場合は、ひとつの内容を 150 ～ 200 字くらいにまとめて、一段落とするのも手です。全体で 600 字の文章なら 3 ～ 4 段落、800 字なら 4 ～ 5 段落となります。

それでは、例題を解きながら、段落分けの仕方を理解してください。

例題 **問　次の文章を、内容から考えて 3 つの段落に分けなさい。**

　サブスクとは「サブスクリプション」の略で、主に一定期間、決まった料金を継続して支払い、モノやサービスを利用するビジネスを指す。身近なのが音楽や動画の配信サービスだ。毎月、定額の料金を払うとスマートフォンなどで聴き放題、見放題になる。サブスクはスマホの普及とともにここ数年で格段に知られるようになり、サービスの種類も増えた。音楽や動画、雑誌の「デジタルサービス型」のほか、車や家具などを月額の利用料を支払って利用する「実物利用型」、飲食店などでパスポートを購入することで食べ放題になる「お得意様型」が代表格だ。他にも習い事や航空券、洋服やバッグといったファッション関連など、様々なサービスを対象にしたサブスクが登場している。サブスクを専門領域として研究し、実務にも詳しい兵庫県立大学の川上昌直教授は「サブスクという言葉が消費者にはプラスのイメージで受け入れられやすかったため、様々な企業が参入を競ってきた結果、市場が拡大した」とみる。

（朝日新聞 2021 年 2 月 21 日朝刊「サブスクって？」より）

段落ってどこで切ったら
いいんですか。
わからない

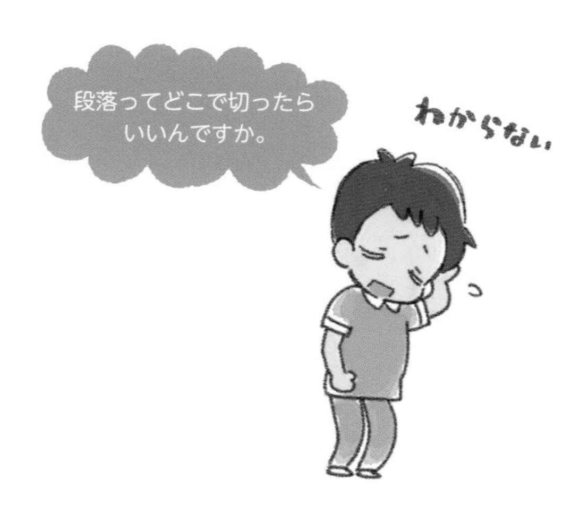

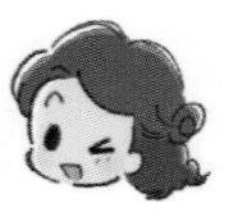

答

　サブスクとは「サブスクリプション」の略で、主に一定期間、決まった料金を継続して支払い、モノやサービスを利用するビジネスを指す。身近なのが音楽や動画の配信サービスだ。毎月、定額の料金を払うとスマートフォンなどで聴き放題、見放題になる。

　サブスクはスマホの普及とともにここ数年で格段に知られるようになり、サービスの種類も増えた。音楽や動画、雑誌の「デジタルサービス型」のほか、車や家具などを月額の利用料を支払って利用する「実物利用型」、飲食店などでパスポートを購入することで食べ放題になる「お得意様型」が代表格だ。他にも習い事や航空券、洋服やバッグといったファッション関連など、様々なサービスを対象にしたサブスクが登場している。

　サブスクを専門領域として研究し、実務にも詳しい兵庫県立大学の川上昌直教授は「サブスクという言葉が消費者にはプラスのイメージで受け入れられやすかったため、様々な企業が参入を競ってきた結果、市場が拡大した」とみる。

解説

　問題文は「サブスクの定義」「サブスクの現状」「専門家のコメント」の３つの内容からなっています。従って、その方向から３段落に分けましょう。

①　第１段落……サブスクの定義

②　第２段落……サブスクの現状

③　第３段落……専門家のコメント

に分けたものが答えとなります。

段落は内容のまとまりを
考えて分けます。
それから、段落の最初の文は
１文字分下げて始めるのが決まり。
段落の範囲がひと目で
わかりますね。

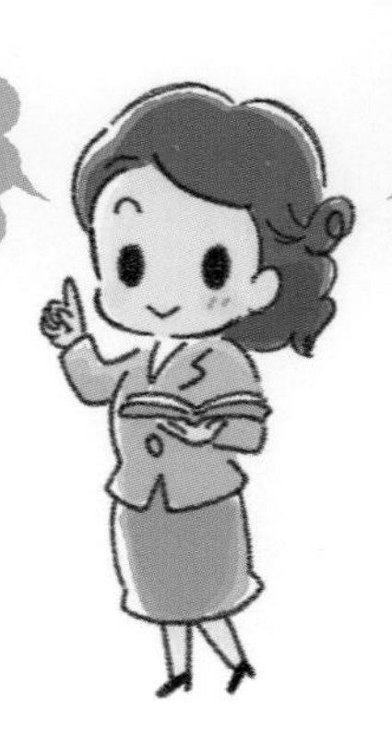

29 敬体から常体へ・常体から敬体へ

「敬体」とは「丁寧体」も呼ばれます。いわゆる「です・ます調」です。

例　～です。～ます。～でした。～ました。など

一方、「常体」とは「である調」とも呼ばれている簡潔な文末表現です。

例　～だ。～である。～だった。～だろう。～べきだ。など

問題を解きながら、確認していきましょう。

問　次の文章を敬体から常体に書き換えなさい。

　虐待を受けている児童は、そうでない児童に比べて、歯の損傷や虫歯が多いと言われています。これは何を意味しているのでしょうか。近年、児童虐待の中でも「ネグレクト」が増えているそうです。被虐待児は、親から歯磨きの習慣をつけてもらえなかったのかもしれません。子どもは社会の宝です。児童虐待を少しでも減らすには、社会全体でこの問題に取り組んでいく必要があります。健康診断等の時、医師や保健師が子どもの発育ぶりを見て、「これは怪しいです。虐待を受けているのではないでしょうか」と思ったら、いち早くアクションを起こすべきです。また、冒頭に挙げたような認識が、歯科医師全体に広まれば、児童虐待を未然に防ぐきっかけになるかもしれません。

　虐待を受けている児童は、そうでない児童に比べて、歯の損傷や虫歯が多いと言われている。これは何を意味しているのだろうか。近年、児童虐待の中でも「ネグレクト」が増えているそうだ。被虐待児は、親から歯磨きの習慣をつけてもらえなかったのかもしれない。子どもは社会の宝だ。児童虐待を少しでも減らすには、社会全体でこの問題に取り組んでいく必要がある。健康診断等の時、医師や保健師が子どもの発育ぶりを見て、「これは怪しい。虐待を受けているのではないだろうか」と思ったら、いち早くアクションを起こすべきである。また、冒頭に挙げたような認識が、歯科医師全体に広まれば、児童虐待を未然に防ぐきっかけになるかもしれない。

答えの赤字の箇所が敬体→常体になっています。

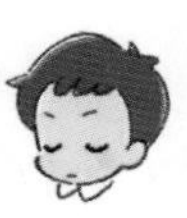

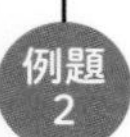

問　次の文章を常体から敬体に書き換えなさい。

　これから初めての病院実習だ。担当患者は45歳の女性である。気管支喘息の発作で入院したそうだ。計画通りケアができるか心配でたまらない。先輩のシャドーイングの時とは違い、今日からは自分で判断しなければならないからだ。しかし、精一杯ケアをして、患者の回復に貢献したいと思う。それにしても不安だ。病棟に行く前に、もう一度ケアのシミュレーションをしておくことにしよう。

　これから初めての病院実習です。担当患者は45歳の女性です。気管支喘息の発作で入院したそうです。計画通りケアができるか心配でたまりません。先輩のシャドーイングの時とは違い、今日からは自分で判断しなければならないからです。しかし、精一杯ケアをして、患者の回復に貢献したいと思います。それにしても不安です。病棟に行く前に、もう一度ケアのシミュレーションをしておくことにしましょう。

答えの赤字の箇所が常体→敬体になっています。

敬体と常体は
混ぜないことが基本です。
わかったかな？
使い分けの
ルールって
あるんですか？
柔らかい印象を
与えるのが敬体、
強い印象を与えるのが常体。
手紙などは敬体で、
レポートや論文は
常体が基本だね。
やったぜ

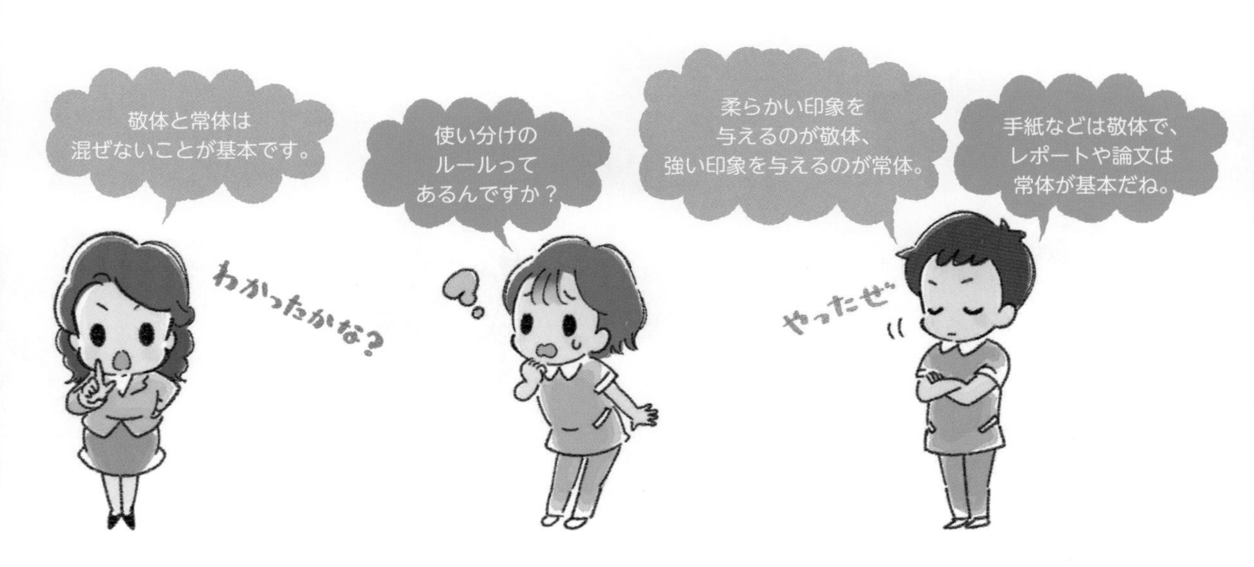

30 要約力①

「要約力」が必要とされるのは、卒業論文、学術論文などを提出する際、自分が書いた文章の要約の添付を求められることが多いからです。さらに看護記録の記載内容の中には「看護サマリー（要約）」があるからです。

要約とは、「筆者の意見を中心に文章を短くすること」です。

説明的文章（論説文、評論文とも言います）は、筆者の意見＋それを裏づける体験談、事例、現象などから構成されていることが多いのです。

要約をする時は文章全体から体験談、事例、現象などはできるだけ省き、指示語（「40 読解の基本②指示語」を参照）が出てきたら、その指示内容を明らかにしつつ、筆者の意見をまとめていきます。要約文は簡潔さが求められるので、敬体（です・ます調）は常体（である調）に直します。

要約の手順

❶ **文章中の筆者の意見のところに線を引く**

❷ **❶をひとまとめにする**

❸ **なくても意味があまり変わらない文末表現、修飾語、重複する内容は削除する**

❹ **文と文を滑らかにつなぐために、必要に応じて接続詞を加える**

❺ **文意が変わらない程度に、表現を簡潔に言い換えてみる** ←ここが難しい！

要約とは、……ええっと、要するに……。
なんだっけ…
その通り！「要するにこういうこと」ということです。
要約力がアップすると、説明上手になれますよ。

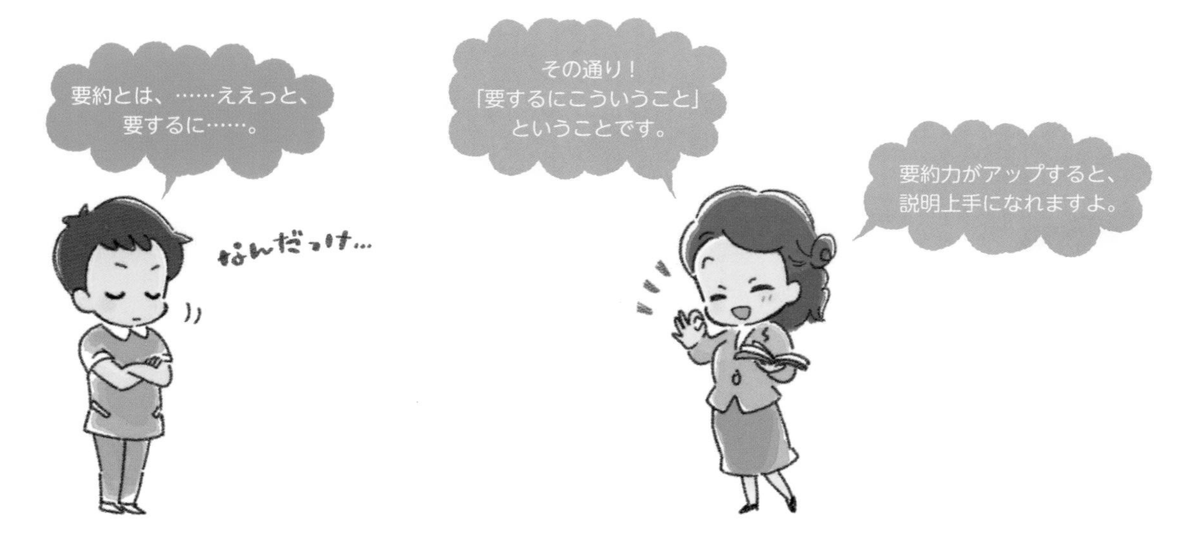

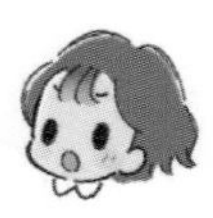

それでは❶から❺を生かして例題に取り組んでみましょう。

問　次の文章を読んで、以下の問いに答えなさい。

私たちの身のまわりにはプラスチック製品があふれています。下敷き、定規、ペットボトルなどはなじみぶかいと思います。そうしたものを決められた場所以外に捨てると、地球が危なくなります。　　　（朝日小学生新聞 2018 年7月 15 日「天声こども語」より　一部改）

問1　上の文章の中の「事例」の部分はどこですか。そのまま抜き出しなさい。
問2　上の文章の中の「意見」の部分はどこですか。そのまま抜き出しなさい。
問3　「そうしたもの」とは何を指していますか。８文字で答えなさい。
問4　問２と問３の答えをひとまとめにし、「筆者の意見」を完成させましょう。
問5　問４の文章を、常体に直しましょう。

問1　私たちの身のまわりにはプラスチック製品があふれています。下敷き、定規、ペットボトルなどはなじみぶかいと思います。
問2　そうしたものを決められた場所以外に捨てると、地球が危なくなります。
問3　プラスチック製品
問4　プラスチック製品を決められた場所以外に捨てると、地球が危なくなります。
問5　プラスチック製品を決められた場所以外に捨てると、地球が危なくなる。※出来上がり！

31 要約力②

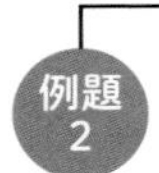

問　次の文章を180～200字で要約しなさい。

人生には成功と失敗しかないという人生観に立つ時、病む人間は、たちまち人生の落伍者・失敗者の烙印が押されてしまうのである。例えば大手企業のエリート社員が、生活習慣病で長期間入院治療を必要とすると医師から宣告された時、まず最初に考えるのはこれで同僚から抜かれてしまうなという敗北感だということである。

長い人生には春のように希望に満ち充実した時を過ごすこともあれば、冬のように暗いじめじめした希望の持てない時を過ごすこともある。受験の失敗、結婚生活の破綻、離婚、親子・夫婦の不和、仕事の失敗などである。人は誰でも平穏無事な人生を願うものであるが、人生の危機は誰にも平等に訪れるものではないだろうか。

今、社会そのものが飛躍的成長の時代ではなくて、低成長あるいは飽和状態にあるのであるが、前述した好ましくないさまざまの人生の危機・苦難を体験したり、あるいは悪を正視して、そこから人間についての深い意味を汲み取って初めて、人は本当に成長することができるのではないだろうか。

（水野治太郎『ケアの人間学　成熟社会が開く地平』ゆみる出版より　一部改）

解説

❶　文章中の筆者の意見のところに線を引く

文章中の筆者の意見のところは次の(1)(2)(3)(4)の通りです。今回は筆者の意見のところに線を引く、というやり方でも、体験・事例・現象のところを取り、意見のところだけを残すというやり方でもよいでしょう。

(1)　人生には成功と失敗しかないという人生観に立つ時、病む人間は、たちまち人生の落伍者・失敗者の烙印が押されてしまうのである。

(2)　長い人生には春のように希望に満ち充実した時を過ごすこともあれば、冬のように暗いじめじめした希望の持てない時を過ごすこともある。

(3)　人は誰でも平穏無事な人生を願うものであるが、人生の危機は誰にも平等に訪れるものではないだろうか。

(4)　今、社会そのものが飛躍的成長の時代ではなくて、低成長あるいは飽和状態にあるのであるが、前述した好ましくないさまざまの人生の危機・苦難を体験したり、あるいは悪を正視して、そこから人間についての深い意味を汲み取って初めて、人は本当に成長することができるのではないだろうか。

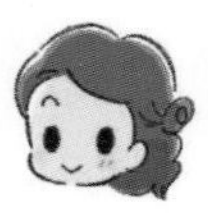

❷ ❶をひとまとめにする

人生には成功と失敗しかないという人生観に立つ時、病む人間は、たちまち人生の落伍者・失敗者の烙印が押されてしまうのである。長い人生には春のように希望に満ち充実した時を過ごすこともあれば、冬のように暗いじめじめした希望の持てない時を過ごすこともある。人は誰でも平穏無事な人生を願うものであるが、人生の危機は誰にも平等に訪れるものではないだろうか。今、社会そのものが飛躍的成長の時代ではなくて、低成長あるいは飽和状態にあるのであるが、前述した好ましくないさまざまの人生の危機・苦難を体験したり、あるいは悪を正視して、そこから人間についての深い意味を汲み取って初めて、人は本当に成長することができるのではないだろうか。

❸ なくても意味が変わらない文末表現、修飾語、重複する内容は削除する

人生には成功と失敗しかないという人生観に立つ時、病む人間は、人生の失敗者の烙印が押されてしまう。長い人生には春のように希望に満ちた時もあれば、冬のように希望の持てない時もある。人は誰でも平穏無事な人生を願うものであるが、人生の危機は誰にも訪れる。今、社会そのものが飛躍的成長の時代ではなくて、低成長あるいは飽和状態にあるが、人生の危機を体験し、悪を正視し、人間についての意味を汲み取って初めて、人は成長する。

❹ 文と文を滑らかにつなぐために、必要に応じて接続詞を加える

人生には成功と失敗しかないという人生観に立つ時、病む人間は、人生の失敗者の烙印が押されてしまう。しかし、長い人生には春のように希望に満ちた時もあれば、冬のように希望の持てない時もある。確かに、人は誰でも平穏無事な人生を願うものであるが、人生の危機は誰にも訪れる。今、社会そのものが飛躍的成長の時代ではなくて、低成長あるいは飽和状態にあるが、人生の危機を体験し、悪を正視し、人間についての意味を汲み取って初めて、人は成長する。※「しかし」、「確かに」を加えました。

❺ 文意が変わらない程度に、表現を簡潔に言い換えてみる

「今、社会そのものが飛躍的成長の時代ではなくて、低成長あるいは飽和状態にあるが、」のところを「低成長状態の社会の中において、」などと変えてみましょう。

答

人生には成功と失敗しかないという人生観に立つ時、病む人間は、人生の失敗者の烙印が押されてしまう。しかし、長い人生には春のように希望に満ちた時もあれば、冬のように希望の持てない時もある。確かに、人は誰でも平穏無事な人生を願うものであるが、人生の危機は誰にも訪れる。低成長状態の社会の中において、人生の危機を体験し、悪を正視し、人間についての意味を汲み取って初めて、人は成長する。※出来上がり！

32 レポート、論文作成必勝10箇条

まずはレポートや論文で良い評価や成績を収めるための基本を確認しておきます。

1　レポート、論文作成の基本

①教授の指示に従う

「結局それに尽きるの？」と思うかもしれませんが、テーマは何か、何を盛り込んでどう書くかは、担当教授（教員）からの指示があります。それを満たして作成することが大前提です。つまり、それらを満たしていないと、低い評価をもらったり、最悪の場合「再提出」となったりするので注意が必要です。

②「事実」と「意見」を分けて書く

これは基本です。世間一般に知れ渡っている事実を、さも自分の意見のように書いてはいけません。定義を確認しておきましょう。

・**事実**…見学や実習で見たり聞いたりしたこと。資料等から得たデータのこと。「看護記録」においては「客観的情報」と呼ぶこともある。

・**意見**…あなたが考えたこと。「考察」と置き換えてもよい。「看護記録」においては「主観的情報」と呼ぶこともある。

③読む人を意識して書く

レポート、論文は読み手あってのものです。最近の学生は、LINEやメールなどを通じて、身近で親しい「同質の相手」への文章は上手なのですが、自分とは立場や年代が異なる「異質の相手」を想定した文章にはあまり慣れていないようです。正しい日本語で書くことはもちろん、書いている最中も「これで自分の言わんとすることが伝わるだろうか」と常に考えながら書きましょう。

④盗作、捏造（ねつぞう）は厳禁

将来、人の命を預かる仕事に就く人が、人の文章を盗んだり、事実とは異なる内容を作り上げたりしてはいけません。また自分では盗作、捏造のつもりはなくても、客観的に見るとそうなっている事例があります。もしも心配だったら、先生に相談しましょう。

⑤提出期限は厳守する

締め切りを守れるか否かにはその人の人となりが表れます。「期限を守って仕事をする」というのは医療従事者としても基本的な姿勢です。もしも、期限までに提出できない場合は、速やかに先生に連絡し、指示を仰ぎましょう。

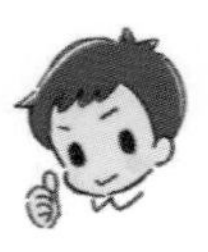

2　レポート、論文作成の流れ

①課されたレポート、論文には何をテーマにどう書くことが要求されているかを確認する

テーマの内容、盛り込むべきこと、書式、枚数、提出期限などを理解します。

②ネタ集めをする

必要な資料を集めたり、見学中に取ったノートやメモを整理したりします。

③構想を練る

実はここが一番大事です。十分に時間をかけましょう。各項目に何をどのくらい書くのかを決めます。

④文章化する

読み手のことを考え、正確な表記と表現で、良心に恥じない内容を書きましょう。

⑤推敲（すいこう）する

課題の要求に沿った内容が、正確に書けているか、添付する資料が抜けていないか、誤字や脱字はないか、不自然な表現でないかを落ち着いてチェックします。

誤字・脱字は減点の
対象になることもあります。
推敲を忘れないこと。

ポイント

自分で書いたものを
自分で読んでもねえ……。

じゃあ、私が
読んであげよう！

フレ〜！
フレ〜！

33 レポートの書き方

レポートとは「報告書」ともいい、見学や実習、実験、観察した内容を報告し、感想や意見を加えた文のことです。看護医療系の学校では「病院見学レポート」「実習レポート」などの形で課されることが多いですね。レポートの書き方の基本をおさえましょう。

レポートに盛り込むこと

❶ **タイトルを書いた表紙（表紙に１枚使わなくてもよい場合もある。先生の指示に従うこと）**
❷ **見学、実習、実験、観察の目的**
❸ **見学、実習、実験、観察の内容**
❹ **意見や考察（問題提起、問題が生じる背景の分析、自分なりの解決策など）**
❺ **感想**
❻ **謝意**

などです。ひとつひとつ説明をしていきましょう。

レポートの書き方

❶ **タイトルを書いた表紙**

具体的なイメージとしては右のようなものになります。ここでは「東京都立○○総合病院見学レポート」を書くと仮定して、この先の説明を進めていきます。

担当教員から特に指示がなければ、

・用紙サイズはA4横書きレポート用紙、またはA4横書き原稿用紙を使用。
・手書き指定の時は、黒の万年筆またはペンまたはボールペンで書く。
・表紙のページからAまたはBのところにページ番号を書く。

〈表紙の例〉

※ホチキスで留めるなら左上　　B

東京都立○○総合病院見学レポート

↑「タイトル」を書く

※タイトル、学科、学年、クラス、学籍番号、氏名などは表紙として１枚とらないこともある。これ以外にも科目名、担当教員名、提出日を書かなければならない場合もある。

学科	看護学科
学年　クラス	1年A組
学籍番号	512032
氏名	橋本良太

A

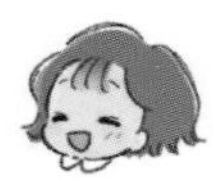

❷ **見学の目的**

今回、○○総合病院を見学した目的を書きます。

例 ・○○総合病院を見学することにより､来月から始まる看護実習のイメージづくりの一助とする。

・医療現場を見学することにより、患者主体の看護を実践するにはどうすればよいかを学ぶ。

❸ **見学の実施日・場所・見学内容**

実施日と場所の正式名称を書きます。

例 ・令和○年○月○日 13時～17時　東京都立○○総合病院呼吸器内科病棟（病床数 100）

見学した内容を正確に書きます。

例 ⑴ 東京都立○○総合病院呼吸器内科病棟ナースステーションにて、佐藤和子呼吸器内科看護師長より、病院及び病棟の特徴の説明。

⑵ 同病棟の病室を見学（病室内で患者への服薬指導、採血、SpO_2 の測定、清拭（せいしき）の見学）。

❹ **意見や考察**

見学したことにより得た問題点を挙げたり、その背後にあるものを分析したり、自分なりの解決策を提案したりします。

例 ・看護師一人当たりの業務量が非常に多く、まさに「息つく暇もない」状態だった。

・現場が慢性的なマンパワー不足だということが根本にある。

・服薬指導は薬剤師に、清拭は看護助手にと、他のスタッフにできる業務は任せた方がよいのではないか。

❺ **感想**

今回の見学の感想を述べたり、今回の見学で得たことを今後の学習にどう活かしていきたいかを書きます。

例 ・今回、病室を見学してみて、看護師は多忙な中にも患者一人ひとりに合った、きめ細かなケアを実践しようとしていることが伝わり、看護師の仕事の責務の重さを改めて感じた。

・来月から始まる看護実習のイメージづくりに役に立ったとともに、私もここでケアに当たるのだと身が引き締まる思いがした。

❻ **謝意**

お世話になった方へのお礼の言葉を述べます。

例 今回の見学では、東京都立○○総合病院の佐々木義男院長、佐藤和子看護師長には格別のご配慮を頂きましたことに心から御礼を申し上げます。

34 論文の書き方①

ここでは「論文の書き方」を説明していきます。大学や専門学校によっては「論文」を「レポート」と呼ぶこともありますが、ここでは、レポートとは明らかに異なる論文の特徴を中心に、書き方をお話ししたいと思います。

「論文」に盛り込むことは一般的には次の通りです。

論文に盛り込むこと

❶ **表紙**
❷ **論文内容を要約したもの**
❸ **現状の説明**
❹ **問題意識**
❺ **テーマ（論点）の設定**
❻ **背景の分析**
❼ **意見・考察**
❽ **結論**
❾ **参考文献の紹介**
❿ **謝意**

❶～❿のすべてを盛り込むわけではありません。またテーマによっては、ほかに盛り込むべき内容が出てくることもあります。

では、❶～❿それぞれの例を示しつつ、詳しく説明をしていきましょう。

論文の書き方

❶ **表紙**

タイトルは今回は仮に「看護師不足」とします。

❷ **論文内容を要約したもの**（「30 要約力①」を参照してください）

❸ **現状の説明**、❹ **問題意識**

自分なりの問題意識を明らかにするつもりで現状を紹介していきます。

例 看護師不足が常態化し、現場の看護師たちの負担が増すばかりだ。事実、病床 100 床当たりの看護師数は、日本では 74.3 人で先進国では最低の水準だ。このままでは一人当たりの負担が増え、医療ミスを引き起こしかねない（必要に応じて右のようなグラフを加えるとビジュアル的にわかりやすいですよ）。

病床100床当たりの看護師数の各国の比較（2010）

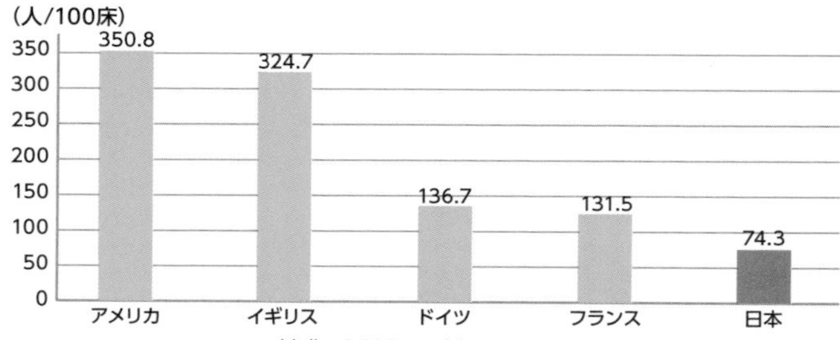

（出典：OECD Health Data、2012、アメリカは2009のデータ）

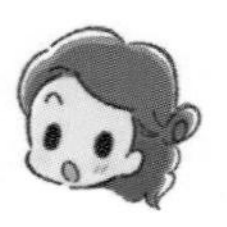

❺ **テーマ（論点）の設定**

現状を紹介したあとでテーマを設定します。「私はこのことを主題にして結論へと文章を展開していく」ということを明確に表す役割を果たします。コツは下記のとおりです。

・「ここで何について論じたいのか」がわかるような文の形にする。
・結論部と対応するように、つまり結論部に答えが出るように設定する。

「〜だろうか。」「〜について論じたい。」といった文型を使うとよいでしょう。

例　・では、看護師不足を解消するにはどうすればよいのだろうか。
　　・看護師不足の対策について論じたい。

❻ **背景の分析**

❸の背後に何があるのかを分析します。

例　・夜勤もあり、勤務が過酷だ。
　　・人命を預かっているので過重なストレスに心身が疲弊する。

❼ **意見・考察**

取り上げたテーマについて考え、意見を述べます。

例　・看護師不足が原因で医療ミスを引き起こしたりすれば、国民の医療不信にもつながりかねない。
　　・勤務の過酷さから、結婚や出産をきっかけに退職し、「潜在看護師」になってしまう人が増えることは社会的損失である。

❽ **結論**

テーマについて結論づけます。解決策を示したり、今後の展望を述べたりします。

例　・注意力が低下する夜間を中心に人手を増やすべきだ。
　　・院内保育所を設置するなどして、潜在看護師の解消に努める必要がある。

❾ **参考文献の紹介**

引用したり、参考にしたりした書籍やウェブサイトを明記します。著者名（訳者名）、本のタイトル、出版社名、出版（発行）年の順で。

例　フロレンス・ナイチンゲール著、湯槇ますほか訳、『看護覚え書──看護であること看護でないこと──』、現代社、2011 年

❿ **謝意**

論文作成にあたってお世話になった方への感謝の気持ちを述べます。「33 レポートの書き方」を参照のこと。

35 論文の書き方②

練習問題

問1　次の文章の各段落の内容は、「事実」「意見」のどちらについて書かれたものですか。①〜⑪の（　）の中に、「事実」「意見」のどちらかを書きなさい。

変異ウイルス　流行を想定して備えよ

変異した新型コロナウイルスが英国をはじめ各地で猛威をふるう。日本でも、空港検疫などで陽性と判定された感染者から20例以上を検出。さらに南アフリカで確認されたものや別の変異ウイルスも見つかっている。（①　　　）

英国の変異ウイルスは従来型よりも伝播しやすいとされ、1人が何人に感染させるかを示す「再生産数」を0.4以上押し上げる可能性があるという。（②　　　）

開発されたばかりのワクチンの有効性への影響や、病気を発症・悪化させる程度など、よくわかっていないことが多い。南アフリカの変異ウイルスに関しても、感染力が強まった恐れが指摘されているものの、詳細はまだ不明だ。（③　　　）

政府は昨秋以降、海外との往来の再開を進めてきた。だがこの事態を受け、感染状況が落ち着いている11の国・地域のビジネス関係者を除いて、外国人の入国を一時停止するなどの措置をとり、日本人についても検疫を強化することにした。（④　　　）

水際対策の徹底はむろん重要だが、限界があると心得るべきだ。変異ウイルスがすでに国内に入り込んでいる可能性は否定できない。流行に備えた準備を急がなければならない。（⑤　　　）

2度目の緊急事態宣言が発出され、いま日本は「第3波」の流行のまっただ中にある。そんな状況で新たなウイルスが広がれば、事態をさらに深刻化させかねない。リアルタイムでの監視と情報収集の態勢を強化し、感染力や病原性など科学的な知見に基づいて、リスク評価を進めることが欠かせない。（⑥　　　）

監視の中心となる国立感染症研究所と都道府県などの衛生研究所では、各地で検出されたウイルスのゲノム解析をしており、先月末までの1年弱で約1万4千株を調べた。空港検疫で陽性と判定された感染者のウイルスは、原則としてすべて解析の対象としている。（⑦　　　）

それでも国内の感染者全体からすれば、分析できたのは1割に届かない。大学や他の研究機関と協力して取り組みを強化するとともに、変異ウイルスの研究に力を入れるべきだ。（⑧　　　）

都市部を中心に、民間の検査会社が取り扱う検体も増えている。これらは国の監視網から抜け落ちがちであり、早急な改善が求められる。（⑨　　　）

英国では飲食店の営業や人々の移動を制限したにもかかわらず、拡大に歯止めがかからず、さらに不要不急の外出禁止などの強い対策を講じている。（⑩　　　）

国内の医療の逼迫状況は限界に近いとの声が上がっている。感染の拡大防止とあわせ、最悪の事態も視野に、病床計画の見直しや人材確保策にいっそう力を入れる必要がある。（⑪　　　）

（朝日新聞2021年1月12日朝刊　社説より）

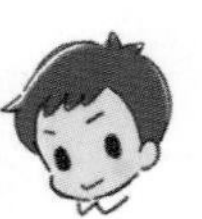

→答えは160ページ

問2 **患者Aさんの体温の変化を、適切なグラフを使って、下の枠の中に表しなさい。**

【Aさんの体温】

2月28日　36.1度
3月1日　35.9度
3月2日　37.8度
3月3日　38.1度
3月4日　37.2度
3月5日　36.5度

column グラフの種類

ここでグラフの種類を確認しておきましょう。

- **棒グラフ**……数や量の大小を棒の高さで表現できる。比較するのに役立つ。
- **折れ線グラフ**……数や量の変化を表すのに役立つ。
- **円グラフ**……全体の中での構成比（割合）を表現できる。
- **帯グラフ**……構成比（割合）を比較するのに役立つ。

36 看護記録の書き方①

ケアを提供したあと看護記録を書くことは、看護師の仕事の中で相当な時間とエネルギーを費やす場合が多いようです。そもそも「看護記録」とは次のように定義されています。

看護記録について、まずは以下の文章を読んでください。

1　看護記録とは

「看護記録は患者の状態とともに、看護職員の看護行為の目的や必要性の判断、実践した内容を表したものである。」（厚生労働省ホームページより）

2　看護記録を書く目的

「看護記録を書く目的は、『看護実践を証明する』こと、『看護実践の継続性と一貫性を担保する』こと、『看護実践の評価及び質の向上を図る』ことである。」（日本看護協会「看護記録に関する指針」より）

さらに厚生労働省は看護記録の目的および意義として、次の 7 点を挙げています。

❶ **看護の実践を明示する**

❷ **患者に提供するケアの根拠を示す**

❸ **医療チーム間、患者と看護者の情報交換の手段とする**

❹ **患者の心身状態や病状、医療の提供の経過及びその結果に関する情報を提供する**

❺ **患者に生じた問題、必要とされたケアに対する看護実践と、患者の反応に関する情報を提供する**

❻ **施設がその設立要件や診療報酬上の要件を満たしていることを証明する**

❼ **ケアの評価や質向上及びケア開発の資料とする**

（厚生労働省ホームページより）

3　看護記録記載上の注意点

看護記録を書くことは法律上の義務ではありませんが、次の点に注意する必要があります。

①医療従事者及び患者が理解しやすく簡潔であること

例　臥床（がしょう）状態での寝衣（しんい）交換時は仰臥のまま脱衣。自助能力を生かす。

医療従事者ならこれで理解できますが、患者に見せることを想定すると、「ベッドに寝たままでパジャマを交換する時は、仰向けのまま脱がせる。患者が自分でできそうなら、自分で脱いでもらう。」などと噛み砕いて表現した方がよいでしょう。

②あいまいな表現を避けること

例　右手に痛み→右上腕部に疼痛（とうつう）　※「疼痛」とは、ずきずきと痛むこと。

③訂正する時は、修正液を使ったり塗りつぶしたりせず、二重線を引き、押印し、上部に書き直すこと

例　✕（シムビコート）■■■■■の吸入指導　→　○（シムビコート）~~メプチンエア~~㊞の吸入指導

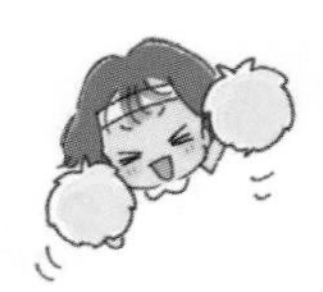

④患者の人格を否定するような表現は避けること

例 わがままでだらしなく、治療を受ける資格がない。

⑤改ざんをせず、正確な内容を書くこと

改ざんは刑法の「証拠隠滅」と「文書偽造」の罪に問われます。何より患者との信頼関係を損ないます。

⑥主観的情報と客観的情報の違いを認識したうえで書くこと

医療現場における情報は「主観的情報」と「客観的情報」に分けられます。

主観的情報…患者が言葉で表現した感情、願望、身体的状況などを述べたもの。

客観的情報…具体的な事実や観察によって得られたバイタルサイン、検査データ。数値化されていることが多い。ほかには既往症など。

4　看護記録の構成

看護記録は、基本的に、基礎（個人）情報、看護記録、経過記録、看護サマリー（要約）の 4 つの要素により構成されます。看護記録にはいろいろな書式があり、書式によって盛り込む内容も様々です。詳細は看護大学・専門学校の授業で学んでください。

POS（problem oriented system：問題志向型システム）で記録を行う場合は次の 4 点が必要です。

①基礎（個人）情報

患者の属性・個別的な情報が記載されたものです。患者を理解し、現在あるいは今後必要とされるケアの計画、実行上の基礎となります。

②看護計画

患者の個別的なケアの計画を記載したもの。看護計画は、患者に説明し、患者や家族の同意を得ていることを記録します。入院後速やかにその患者に応じたケアを提供するため、24 時間以内に立案することが望ましいとされています。

なお、実際に患者に適用する場合には個別性を考慮し、追加・修正を行います。

③経過記録

患者の経過や治療・処置・ケア・看護実践を記録したもの。ルーチン（日々の活動や動作）のケア、アセスメント、特定の問題の経過などについて、項目を設定し、図や記号等で簡潔に状況を記載するものです。

④看護サマリー（要約）

患者の経過、情報を要約したものであり、必要に応じて作成します。施設を変わる際や在宅ケアへの移行の際に、ケアの継続を保証するために送付します。

37 看護記録の書き方②

看護記録に盛り込む内容は次の通りです。

看護記録の一例

1　基礎情報

氏名　鈴木花子	性別　女	血液型　A（Rh＋）
生年月日　1953年（昭和28年）6月1日（満70歳4か月）		
既往症　子宮筋腫（2010年7月）		
アレルギー　甲殻アレルギー		
診断名　気管支喘息		
入院日　2023年10月９日		
入院までの経過 2023年10月９日、22時頃、気管支喘息の発作により、自ら救急車を要請し、搬送される。 SpO_2 92%。喘鳴（ぜんめい）あり。救急車内で酸素吸入。		

2　看護目標

日付／日時　2023年10月11日　午前	担当　五反田あゆみ
1　主治医　学田研一郎先生の指示に基づき、3看護計画を実施する。 2　SpO_2 98%以上で安定させる。 3　喘鳴の改善を目指す。	

3　看護計画

日付／日時　2023年10月11日　午前	担当　五反田あゆみ
1　朝食摂取量のチェック 2　バイタルチェック 3　清拭（せいしき） 4　胸部X線撮影のため、移動（車椅子使用） 5　点滴針交換	

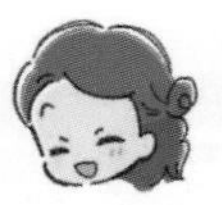

4　経過記録

時間	看護実践内容	結果／評価
7：40	朝食摂取量チェック	摂取量　60%
8：00	バイタルチェック	体温　36.0℃ SpO_2　93% 昨日の排尿　7回 昨日の排便　2回 脈拍　66／分 「息苦しさは昨日を10とすると今日は8くらいかしら」と言う。
8：45	清拭	「自分でやる」と言うのでタオルを渡したが、途中点滴針に違和感。その後、五反田が行う。
9：30	胸部X線撮影のため、移動	歩行移動を望んだが「担当○○医師から歩行許可が下りません」と言うと、「そうなんですか」と驚く。
11：10	点滴針交換	3日に1度の交換日

5　看護サマリー

2週間の入院、治療により2023年10月23日退院。3週間後来院予定。自宅療養に切り換える。食が細く、何でも自分でやろうとするが、安静を心がけるように伝える。

練習問題

→答えは160ページ

問　看護における情報として正しいのはどれですか。記号で答えなさい。

① 尺度で測定された患者の心理情報は主観的情報である。

② 入院費用に関する患者の不安は客観的情報である。

③ 観察した食事摂取量は客観的情報である。

④ 既往症は主観的情報である。　（　　　　）

（第 106 回看護師国家試験より）

復習テスト

2章　書く力

➔答えは160ページ

1 看護記録の取り扱いで正しいのはどれですか。記号で答えなさい。

① 記載間違いは修正液を使って訂正する。
② ケア終了後ただちに記載する。
③ カンファレンスの資料としてコピーする。
④ 法的に永久保存が必要である。

(　　　　)

(第 94 回看護師国家試験より)

2 看護記録の内容で適切でないのはどれですか。記号で答えなさい。

① 患者の訴えたこと
② 実施したケアの内容
③ ケア後の患者の変化
④ ケア後の看護師の感想

(　　　　)

(第 102 回看護師国家試験より)

3 次の文章は、がん治療の専門医である筆者が、過去のがん治療を回想しているものです。150 字以内で要約しなさい。

(解答欄は省略)

　がん患者さんには死の直前になっても、「頑張れ、大丈夫、頑張れ」と言って治療してきました。血圧が下がるとメタラミノール（アラミノン）を点滴の中に加え、心筋収縮力を増大させ血圧は上昇しました。これが 1 アンプルで保てなくなると、2、3、5 アンプルと増えました。末梢血管が収縮する薬なので、当然患者さんの手足が冷たくなります。家族は冷たくなった手足をさすって「大丈夫よ！絶対良くなる」と本人を激励しました。心停止が起こると、心臓マッサージを行い、そしてエピネフリン（ボスミン）を長い針を用いて直接心臓に注射しました。

　今の医療からするとこんな事は意味がないと嘲笑されるかもしれません。しかし、当時、本人にはがんを告知せず、最後まで死を話さない、最後まで治ると思わせて治療していた時代では当然でした。医療者も家族も、そうする事が患者さん本人に対して「最大の愛と思いやり」であると信じていました。この時代のがんの終末について、今考えると私たちはむしろ私たち自身と家族が納得し満足する医療をしてきたようにも思います。

(佐々木常雄　『がんを生きる』講談社現代新書より)

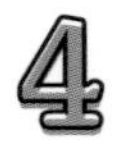

次の看護記録の①～⑳に入る項目を、あとの語群のａ～ｔから選んで記号を書きなさい。同じ番号には同じ内容が入ります。

1　基礎情報

氏名　山田一郎	性別　（①　　　）	血液型　（②　　　）
生年月日　（③　　　）		
既往症　肺炎　(2008年8月)		
アレルギー　（④　　　）		
診断名　（⑤　　　）		
入院日　2023年11月30日		
入院までの経過 2023年11月30日17時30分頃、左手全体にしびれ、脱力、こわばり。（⑥　　　）。 救急搬送。		

2　看護目標

日付／日時　（⑦　　　）	担当　目黒みらい
1　担当〇〇医師の指示に基づき、リハビリ計画を実施する。 2　脳梗塞の再発予防のため食事や運動の指導を行う。 3　経過観察、PTとの連携	

3　看護計画

日付／日時　（⑦　　　）	担当　目黒みらい
・（⑧　　　） ・（⑨　　　） ・（⑩　　　） ・（⑪　　　） ・（⑫　　　）	

4　経過記録

（⑬　　　）	看護実践内容	結果／評価
7：50	（⑧　　　）	完食
8：00	（⑨　　　）	体温　36.3℃ 昨日の排尿　8回 昨日の排便　0回 脈拍　71／分
8：30	（⑩　　　）	⑩実施中、（⑭　　　）の発言あり。 担当〇〇医師に報告
10：00	（⑪　　　）	担当PT△△先生のところへ送り届ける
11：05	迎え	（⑮　　　）と嬉しそうだった。
11：30	（⑫　　　）	（⑯　　　）

5　看護サマリー

3週間の入院、加療、リハビリにより、2023年12月20日退院。担当○○医師は（⑰　　　）を勧めたが、本人の「（⑱　　　）」との希望で、自宅療養に決定。（⑲　　　）。（⑳　　　）など生活習慣にも注意が必要。

語群

a 右脳幹梗塞　b リハビリテーション専門病院への転院　c 朝食摂取量のチェック　d 点滴　e 妻が119番通報　f 自宅で療養したい　g A(RH+)　h 男　i 1946年9月28日（満77歳2か月）　j「左指が右指に比べて冷たい」　k バイタルチェック　l 転院せず　m なし　n 2023年12月5日　o ワルファリンを点滴　p 食事や運動　q 歩行訓練送迎　r「少し疲れたけど、△△先生の手を借りて、昨日より楽に歩けるようになった」　s 時間　t 清拭

5 「オンライン診療を見学して」というタイトルの「レポート」の要点について、あとの問いに答えなさい。

表紙

タイトル（①　　　　　　　　　　）

担当教員　福山雅夫教授（または準教授、先生）
提出日　2023（令和5）年3月3日（水）
学科　（②　　　　　　　　）
学年　クラス（③　　　　　　　　）
学籍番号　（④　　　　　　　　）
氏名　（⑤　　　　　　　　）

見学の目的　（⑥　　　）
見学日時　（⑦　　　）
見学場所　（⑧　　　）
見学内容　（⑨　　　）
意見・考察　（⑩　　　）
感想　（⑪　　　）
謝意　（⑫　　　）

問1　①～⑤を埋めなさい（②～⑤はあなたのこととして書きなさい）。

問2　⑥～⑫に入る内容をａ～ｇから１つずつ選んで、記号で答えなさい。

a　患者のオンライン環境によって、診察の精度に差が生じた場合、その差をどうやって埋めるのかを病院側は検討すべきだと考えた。

b　オンライン診療の実態を見学し、今後の課題をピックアップする。

c　オンライン診療を申し込んだ患者とＡ医師とのやりとりを見学した。

d　2023（令和５）年３月１日（月）

e　目黒川医療センター外来診察室 No.1　担当医師　Ａ医師

f　貴重なオンライン診療の様子を見学させてくださったＡ医師に心よりお礼を申し上げます。

g　オンライン診療の可能性はさらに広がると感じた。

6 「救急搬送についての一考察」というタイトルの「論文」の要点について、あとの問いに答えなさい（「論文内容の要約」は省略します）。

現状の説明	（①　　）
問題意識	（②　　）
テーマ（論点）の設定	（③　　）
背景の分析	（④　　）
意見・考察	（⑤　　）
結論	（⑥　　）
参考文献の紹介	（⑦　　）
謝意	（⑧　　）

問　①～⑧に入る内容をａ～ｈから１つずつ選んで、記号で答えなさい。

a　このままでは救急救命医療の崩壊にもつながりかねない。

b　救急搬送は無償であるため、救急車をタクシー代わりに利用する患者の存在が背景にある。

c　救急車の出動件数は増加の一途をたどり、令和３年には6,193,581件、搬送人数は5,491,744人となっている。

d　消防庁『令和３年版　救急救助の現況』

e　救急搬送の実態についてのインタビューを承知してくださった東京消防庁○川○男氏に感謝申し上げます。

f　救急搬送システムと利用者のモラルの両方が問われると考える。

g　今後の救急医療が検討すべき事案について論じたい。

h　救急車専用レーンの整備、救急車利用の有料化を検討すべきだ。

38 3章のはじめに

1章では「国語常識」、2章では「書く力」を学んだので、3章では「読む力」に取り組んでいきましょう。そもそも医療現場では何を「読む」のでしょうか。そして、どのような「読む力」が必要なのでしょうか。

1 看護医療系大学・専門学校、医療現場では何を「読む」のか

①患者の情報を読み取る

医療現場は患者の情報に満ちています。病名、病状、バイタルサイン、個人情報、治療計画など。それらの情報を医療従事者一人ひとりが正確に読み取ったり、医療従事者同士で共有し合ったりすることで、患者の治療に役立てていくわけです。

②文章を読み取る

患者の情報は、文章の形を取ることもあります。その代表的なものがカルテ、診断書です。これらは一定期間保存が義務づけられていることが多いため、いくつもの解釈ができるようには書かれていません。「一文一義（ひとつの文に書かれている内容がひとつであること）」で書かれている内容を正確に読み取る力が、医療従事者には求められます。

③相手の本音や真意を読み取る

これは患者、その家族、同僚である医療スタッフとのコミュニケーションにかかわってくるものです。患者は健康な人のように、口頭で明確に自分の訴えを相手に伝えられるとは限りません。また医療従事者の前では萎縮してしまって、本音を伝えられないケースもよくあります。患者の言葉ひとつひとつに込められた、本当の思いを的確に読み取る力が、医療従事者には不可欠です。また同僚の言葉の真意を読み取ることは、職場の人間関係を円滑にするためにも必要なスキルなのではないでしょうか。

2 医療現場ではどのような「読む力」が求められるのか

①客観的なデータ（グラフ・図表）の読解力

具体的には患者の情報を図やグラフ化されたものを読み取る力です。またデータの背後には何があるのかを考察する力も併せて求められます。例えば、患者Aさんの体温は昨日の検温では37度だったのが今朝は40度だとすると、「なぜ3度も上がったのか」と考えることが適切な治療の第一歩です。

②文章読解力

これは今までの国語の授業や受験勉強で身につけてきたことがベースになります。ただ、文章を読解するというのは、筆者の主張、登場人物の心情、文章の構造、表現方法などを読解することを意味します。ここでは文章の種類ごとに、それらについてもおさらいしておきましょう。

(1) 論説文の読解

「論説文」は「小論文」「説明的文章」とも言われます。テーマについての筆者の主張を根拠とともに順序だてて述べた文章を指します。

従って読解の際には「ここでのテーマは何か」「筆者の主張は何か」「その主張の根拠は何か」「どう結論づけているか」を読み取ります。

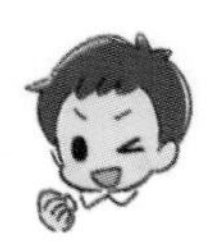

⑵ 随筆文の読解

「随筆文」は「エッセイ」とも呼ばれ、筆者の体験から生じた感想や意見を心の赴(おもむ)くままに述べた文章です。従って読解の際にはどこが体験か、どこが感想・意見なのかを意識して読み分けることがポイントです。

⑶ 小説・物語の読解

必ず読み取る必要があるのは、次の 2 つです。

○主人公の心情の変化

○登場人物同士の人間関係

③本音や真意の読解力

これは読解テクニックよりも、日々の経験の積み重ねがものを言うことの方が多かったりします。語彙(い)力を磨いたり、言い回しを豊かにしたりすることも、相手の本音や真意を理解することに役立つでしょう。そして、相手が言わんとすることを誠実に読み取ろうとする力は、あなた自身の評価を高めることにもつながるでしょう。

「読む」のは文章や数値
だけではありません。
患者や家族の本音や真意も
読み取れるようになりましょう。
む、難しそう。
X 線検査みたいに
透けて見えればいいのに……。
えー!?
いつかきっと
見えるようになる
……かもね。

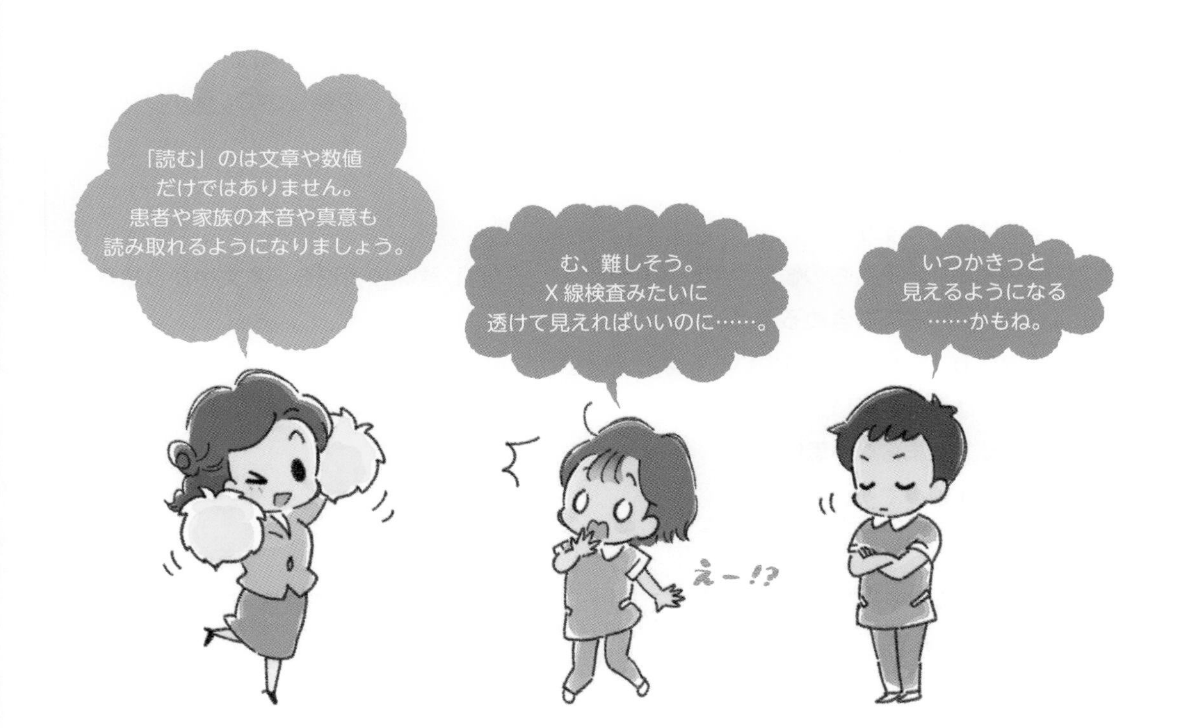

39 読解の基本① 比喩表現

文章読解の基本になるのは、「比喩表現」「指示語」「文章構造」「心情読解」の４つを理解することです。ひとつひとつ説明していきましょう。

比喩表現には「直喩」「隠喩（暗喩）」「擬人法」があります。

❶ **直喩**

「～のようだ」「～みたいだ」などの表現を用いて、あるものを別のものに喩える。

例 母は怒ると鬼のようだ（怒った母を鬼に喩えている）。

❷ **隠喩（暗喩）**

「～のようだ」「～みたいだ」などの表現を用いずに、あるものを別のものに喩える。

例 母は怒ると鬼だ。

❸ **擬人法**

人以外の動作を人の動作に喩える。

例 雨が降る。→空が涙を流す。

例題を解きながら、比喩表現について学んでください。

例題 **問 次の文章を読んで、あとの問いに答えなさい。**

新しい季節がやってきた。a若葉たちの愉快な笑い声が聞こえ、自然が最も生き生きとした姿を見せてくれる。山には若々しい緑が芽吹き、暖かい光がきらめく。霞が湖面に立ちこめ、蝶が舞い、鳥がさえずる。毎年この時期になると、私は自然のあまりの美しさにb胸がつかえる思いがする。

問１ 季節はいつですか。

問２ 下線部ａ「若葉たちの愉快な笑い声が聞こえ、」と同じ意味の表現を、本文中から抜き出しなさい。句読点も含めること。

問３ 下線部ｂ「胸がつかえる思い」とはどんな思いですか。記号で答えなさい。

① 懐かしくはかない思い

② 息苦しくてたまらない思い

③ 強い感動が迫ってくる思い

④ 虚しく辛い思い

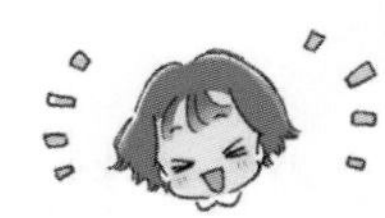

問1　春　**問2**　若々しい緑が芽吹き、　**問3**　③

解説

問1　「若葉」「若々しい緑が芽吹き」「蝶が舞い」などから「春」と判断できますね。

問2　「若葉」は「若々しい緑」、「愉快な笑い声が聞こえ」は「芽吹き」と言い換えられるので、正解は「若々しい緑が芽吹き、」となります。「若葉たちの愉快な笑い声が聞こえ、」は隠喩（暗喩）ですが、隠喩（暗喩）を使わずに表現すると、「若々しい緑が芽吹き、」となる、という考え方でもよいでしょう。「句読点も含めること」なので読点も忘れずに。

問3　「胸がつかえる」とは「何かがあとからあとからやってくる」状態を表しますね。ではここでは、何があとからあとからやってくるのかを考えてみると、「春の自然の美しさへの感動」が筆者の心にあとからあとからやってくる、と考えられます。従って正解は③です。

ココが大事!

比喩表現を使うときの注意点は、相手にとってわかりやすい例えを使うことです。

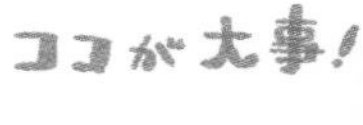

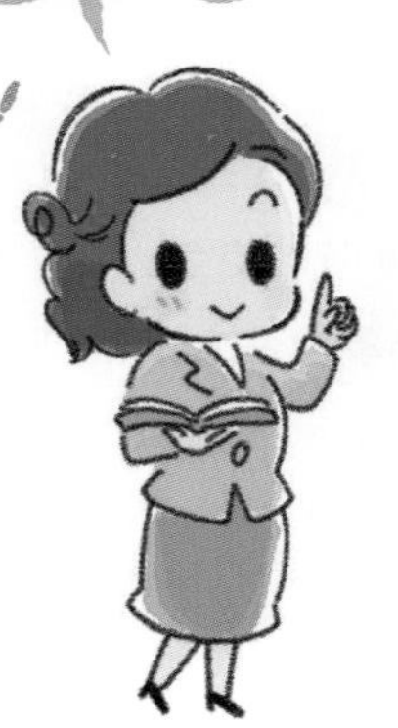

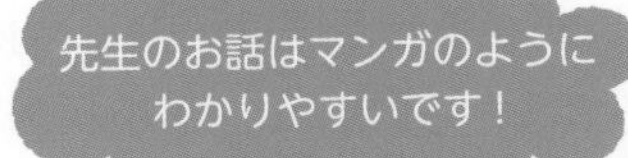

相手に失礼になるような例えもNG！

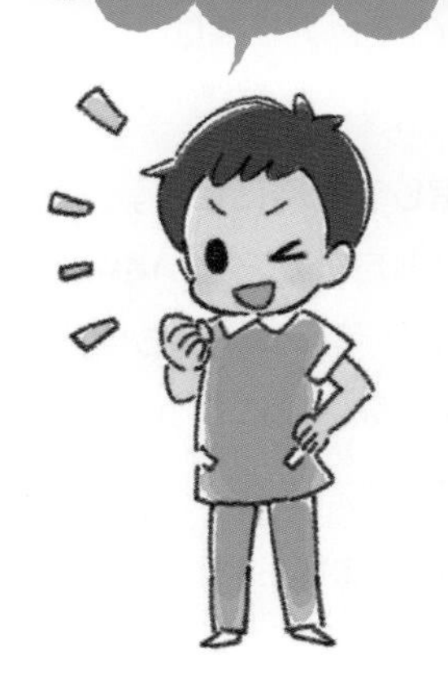

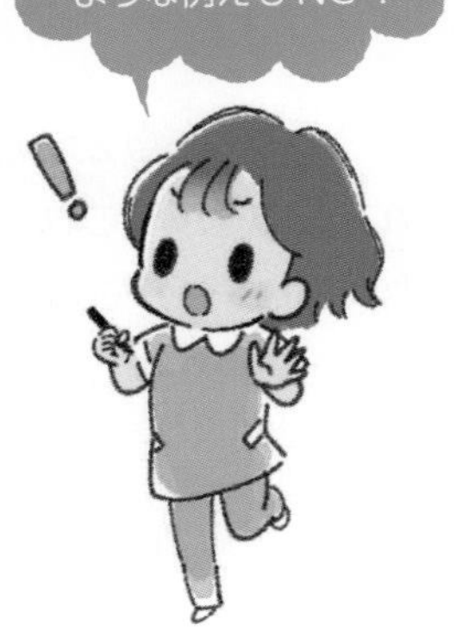

40 読解の基本② 指示語

指示語とはいわゆる「こそあど言葉」のことで、「これ・それ・あれ・どれ」「この・その・あの・どの」などの言葉を使って「あるもの」を指し示します。「あるもの」は指示語の前に存在することが多いのですが、あとに存在することもあるので、例題を解きながら、注意深く読み取っていきましょう。

例題 問　次の図を見て、会話文中の（　　）内の①～④から、適切な指示語を選びなさい。

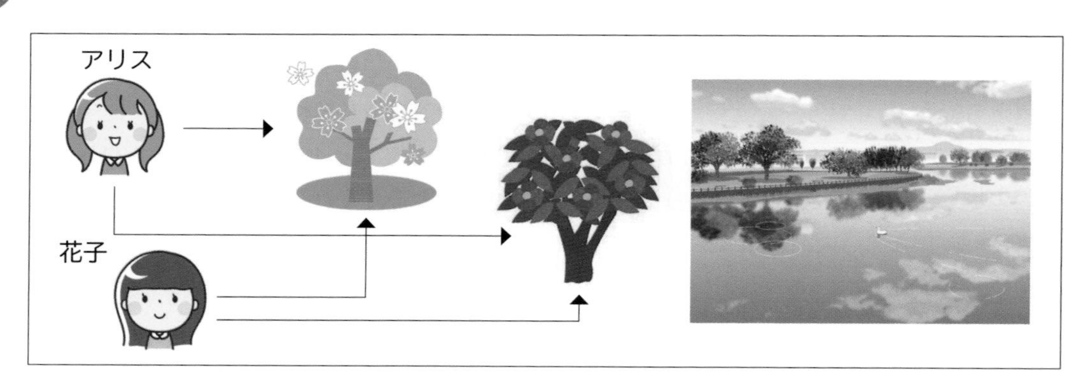

アリス「（①これ　②それ　③あれ　④どれ）は梅ですか」
花　子「いいえ、（①これ　②それ　③あれ　④どれ）は桜です」
アリス「では、向こうに見える（①これ　②それ　③あれ　④どれ）は梅ですか」
花　子「いいえ、（①これ　②それ　③あれ　④どれ）は椿です」
アリス「では、この公園の木の（①これ　②それ　③あれ　④どれ）が梅ですか」
花　子「この公園には梅の木はありません」

答 **解説**

アリスの側にある木は桜です。だから指示語は「①これ」。花子は少し離れているので指示語は「②それ」。向こうに見える木はさらに離れているので、２人とも指示語は「③あれ」。公園の木のなかで梅の木がわからないので、アリスは「④どれ」と聞いています。

これ・この……自分に近い事物を指し示す時に使う。
それ・その……「これ・この」よりも自分から遠い事物を指し示す時に使う。
あれ・あの……「これ・この」「それ・その」よりも自分から遠い事物を指し示す時に使う。
どれ・どの……指し示す事物がわからない時に使う。

ちなみに「これ・それ・あれ・どれ」は代名詞。「この・その・あの・どの」は連体詞。

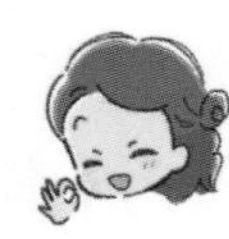

練習問題

→答えは161ページ

問　次の文章中の下線部「この四つの型」とは何を指すか、文章中から探して４つ抜き出しなさい。句読点は不要です。

　イギリス人は、歩きながら考える。フランス人は考えたあとで走り出す。そしてスペイン人は走ってしまったあとで考える。この筆法で言うなら、ドイツ人はどこかフランス人に似ていて、考えたあとで歩き出す、といった部類に属すると言って良いかもしれない。歩き出したら、もうものを考えないというたちである。それでは、これに型どって言ったら、われわれ日本人は一体どういうことになるだろう。この四つの型の中のどれに似ているだろう。　（笠信太郎『ものの見方について』角川文庫より）

※筆法：言い回し。ここでは「考え方」。

（①　　　　　　　　）（③　　　　　　　　）

（②　　　　　　　　）（④　　　　　　　　）

「ここ、そこ、あそこ、どこ」
「こちら、そちら、あちら、どちら」
など、語の頭に
「こ、そ、あ、ど」がつくんですね。
わかりやすーい。
その調子！

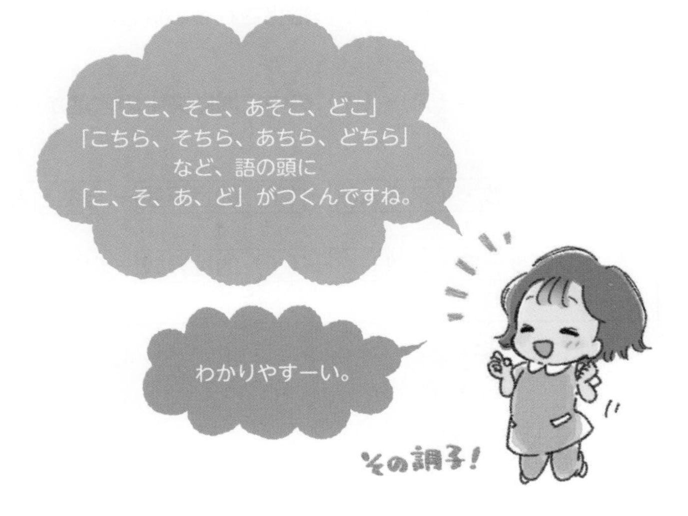

41 読解の基本③ 文章構造

ここでは代表的な文章構造として「対比構造」を挙げておきます。
「対比構造」とは、反対の意味を持つ語句を比較しながら展開していく文章の構造のことです。

例
・車は左、人は右。
・おじいさんは山へ芝刈りに、おばあさんは川へ洗濯に行きました。

例題を解きながら対比構造について学びましょう。

例題 **問　次の文章を読んで、あとの問いに答えなさい。**

キリスト教やイスラム教的世界観の中では、人間以外の動物が人間より偉くなることはない。せいぜいよく言って聖書の中の羊のような、人間の従僕といったところである。ところが、ヒンドゥー教や仏教的世界観の中では、それとは逆のことが起こる。ある特定の動物は人間より偉いばかりでなく、神格化さえされる。牛がそうだ。猿もまた神となる。魚もそうだ。あの猛毒のコブラですら神になっている。これは面白いことだと思う。そのような動物と人間との関係において、西洋的世界観と東洋的世界観の違いが簡潔に物語られているように思われるからだ。

つまり、自然をあくまで人間や人間生活の対立物として、いかに制御するかという生活様式の中に暮らしてきた西洋的世界観においては、準自然である動物は、それが人間に関わりを持った時、従僕であるかペットであるか、さもなくば、食用物となるわけである。例えば西洋で盛んな動物愛護運動とは、この自然ペット化世界観の表れであるのかもしれない。

しかし、東アジアにおいては動物がしばしば神格化される。それはその地域に住む人々が農耕民族にとって、自然と人間は対立するものではなく共存するものである。共存していると言うより、自然によって生かされている。だから、このような生活様式に暮らしてきた民族の中で、準自然である動物が神格化されるのは自然のように思われる。　（藤原新也の文章より）

問　次の図の（ア）～（オ）の中に問題文中の言葉から適切なものを抜き出して補いなさい。

キリスト教・イスラム教	ー	（ア）的世界観	ー	自然と人間の（ウ）	ー	動物は従僕
↕		↕		↕		↕
ヒンドゥー教・仏教	ー	（イ）的世界観	ー	自然と人間の（エ）	ー	動物の（オ）

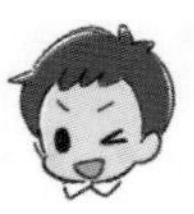

答 ア　西洋　　イ　東洋　　ウ　対立　　エ　共存　　オ　神格化

解説

問題文は動物の扱い方を通して西洋と東洋の違いを対比的に述べたものです。まず第１段落から、キリスト教・イスラム教が西洋的世界観に属することを読み取ることができれば、「西洋」の対比は「東洋」と埋まりますね。次に、第２段落から「自然をあくまで人間や人間生活の対立物として、」という西洋的世界観に注目すれば、「対立」の対比は「共存」と（エ）が埋まっていくと思います。「対立物」をそのまま（ウ）に当てはめると「自然と人間の対立物」となり、（エ）と対比にならなくなってしまうので、注意しましょう。「従僕」とは奴隷のこと。それがわかれば対比的に考えて、ヒンドゥー教や仏教の東洋的世界観においては動物が「神格化」されている、ということも答えられると思います。

「それに対して」
「ところが」
「しかし」「一方」
「にもかかわらず」
などの語は、対比構造を
示す目印です。
そうだったんだ！

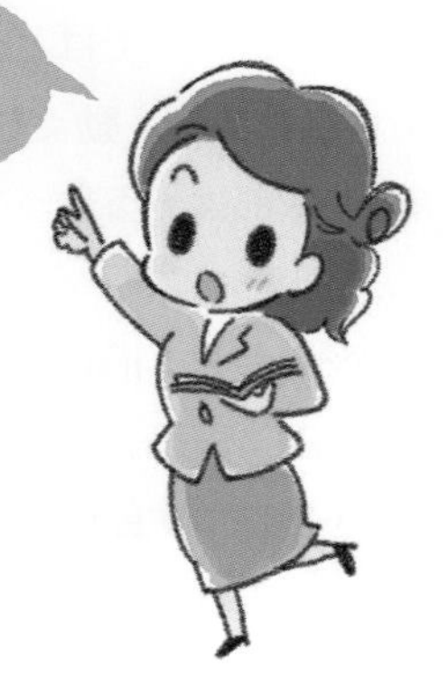

42 読解の基本④ 心情読解

心情読解の基本は、「この動作はどのような心情の表れか」「この場面はどのような心情をほのめかしているか」を分析することです。

例題を解きながら、心情を読み取る力を養ってください。

例題 **問　次の文章を読んで、あとの問いに答えなさい。**

旧校舎の後には、長いこと土台石がそのままに残されていて、その白茶けた膚を雑草の中からのぞかせていた。次郎はそれを見ると、泣きたいような懐かしさを覚えた。彼は、学校の帰りなどに、仲間たちの目を忍んでは、よく一人でそこに出かけていった。

ある日彼が、例の通り土台石の一つに腰を下ろして、お鶴から来た年賀状を雑のうから取り出し、じっとそれに見入っていると、いつの間にか、仲間たちが彼の背後に忍び寄ってきた。

「次郎ちゃん、何してんだい。」

次郎は、出し抜けに声をかけられて、どぎまぎした。そして、何か悪いものでも隠すように急いで絵はがきを雑のうの中に押し込みながら、仲間のほうに振り向いた。

「ほんとに何してんだい。」

仲間の一人がいやに真面目な顔をして、もう一度尋ねた。

「この石が動かせるかい。」

次郎はまごつきながらも、とっさにそんな照れ隠しを言うことができた。そして、言ってしまうと不思議にいつもの横着さがよみがえってきた。

「何だい、こんな石ぐらい」

仲間の一人がそう言って、すぐ石に手をかけた。石は、しかし、容易に動かなかった。するとみんなが一緒になって、えいえいと声をかけながら、それを揺すぶり始めた。まもなく石の周囲にわずかばかりの隙間ができて、もつれた絹糸を水に浸して叩きつけたような草の根が、真っ白に光って見えだした。

次郎は、大事なものを壊されるような気がして、イライラしながらそれを見ていた。

「なにくそ。」最初に手をかけた仲間が、また一人で揺すぶり始めた。

が、一人ではどうしても動かなかった。

「よせやい。動くもんか。」

次郎はそう言って雑のうを肩にかけると、さっさと一人で帰りかけた。

（下村湖人『次郎物語』岩波文庫より）

※土台石：旧校舎を支えていた大きな石。

※膚（はだ）：表面。

※お鶴：次郎の養母の娘。

※雑（ざつ）のう：布でできた肩かけ鞄（かばん）。

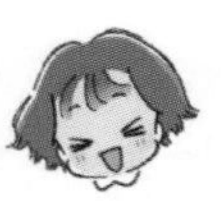

※出し抜けに：いきなり。何の前触れもなく。
※どぎまぎした：慌て、うろたえた。
※まごつく：どうすればよいかわからず、うろたえる。
※横着さ：平気で図々しい様子

問　この小説の中の次郎の心情の変化として、最も適当なものを、次の中から１つ選び記号で答えなさい。

ア　懐かしさを覚える→落ち着きを取り戻す→まごつく→不安になる→不安が薄らぐ
イ　懐かしさを覚える→不安になる→まごつく→落ち着きを取り戻す→不安が薄らぐ
ウ　懐かしさを覚える→まごつく→不安になる→落ち着きを取り戻す→不安が薄らぐ
エ　懐かしさを覚える→まごつく→落ち着きを取り戻す→不安になる→不安が薄らぐ

答　エ

解説

まず第２文に「懐かしさを覚えた」とあり、すべての選択肢も「懐かしさを覚える」から始まっているので、これは問題ありませんね。

次は各場面に表れた次郎の心情を読み取りましょう。

懐かしい土台石の上に腰を下ろして、共に育ったお鶴から来た年賀状をじっと見ていると、忍び寄ってきた仲間から突然声をかけられます。「何をしているのか」としつこい仲間に照れて、慌てる次郎の心情を、「まごつきながら」と表現しているところに注目しましょう。「出し抜けに（いきなり）」声をかけられたので、「落ち着きを取り戻す」は適切ではありませんね。「出し抜けに」は瞬間的なニュアンスなので「不安になる」も最適ではありません。

そして、「何をしているのか」としつこい仲間を「この石が動かせるかい。」とかわすことができたことがきっかけとなって、次郎に「いつもの横着さがよみがえってきた」とあるところに注目。「横着さ」とは「平気で図々しい様子」です。ここから次郎に平常心が戻ってきたことがわかります。従って３つ目の心情は「落ち着きを取り戻す」となります。

仲間が一緒になって土台石を動かし続けるうちに、石に隙間ができて、動く気配が見られます。それを「次郎は、大事なものを壊されるような気がして、イライラしながらそれを見ていた」と表現していますね。その心情を表した言葉としてはやはり「不安になる」が適切でしょう。どの選択肢も最後は「不安が薄らぐ」です。結局、土台石はどうしても動かなかったわけです。以上の流れから正解はエとなります。

43 短文の読解①

「長文」に対して、短い文章を「短文」と言います。情報を効果的に伝えることができるので、説明書や報告書に使われます。短文の読解のポイントは、構造を論理的にとらえることです。

さっそく例題に取り組んでみましょう。

問　次の文の意味として正しいものを、①～③から1つ選んで、記号で答えなさい。

A 大学の学生は皆、タブレット型端末を所有している。

① A大学以外の学生は皆、タブレット型端末を所有していない。

② A大学構内でタブレット型端末を所有している人がいれば、それは学生である。

③ A大学構内でタブレット型端末を持っていない学生がいたら、それはA大学以外の学生である。

答 ③

「意味として正しいもの」、つまり論理的整合性を問う問題では、図を描いてみるとよいでしょう。

「A 大学の学生は皆、タブレット型端末を所有している」の図は以下のようになりますね。

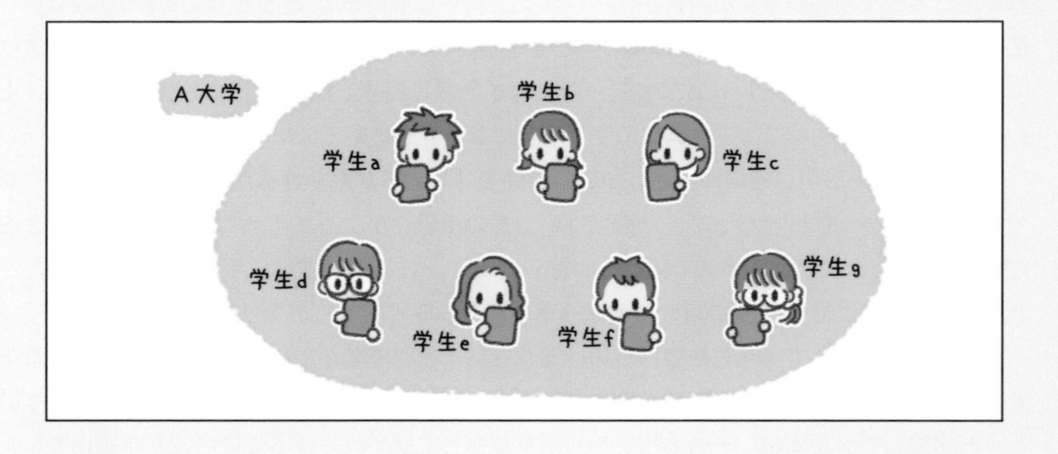

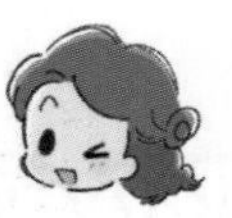

①は図にすると以下のようになります。常識的に考えて、これはあり得ませんね。

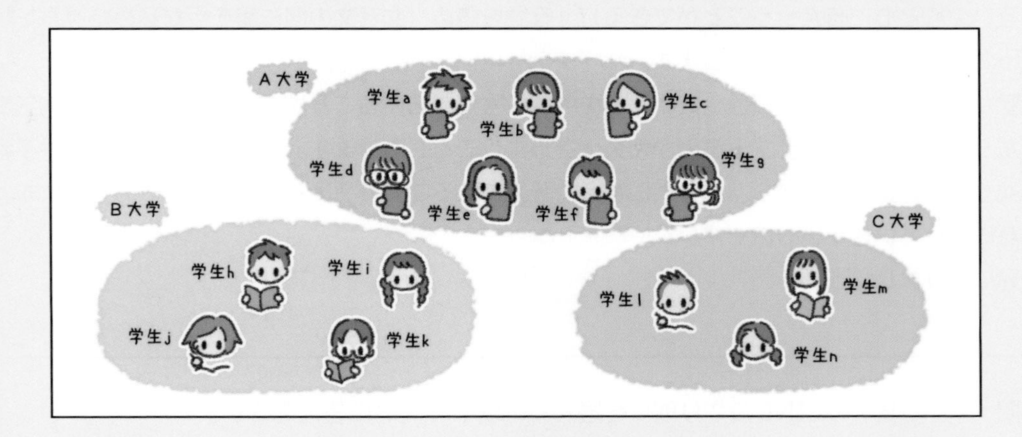

②がなぜ正解でないかというと、A大学の構内には学生以外にも教員や職員がいます。彼らの中にはタブレット型端末を所有している人もいるでしょう。図示すると以下のようになります。

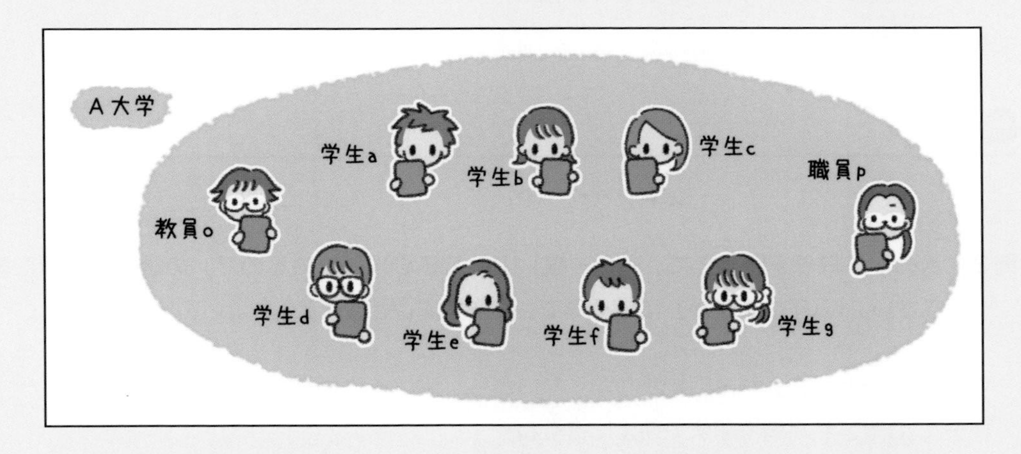

②の文からは教員oや職員pの存在が読み取れません。

③はなぜ正解かというと、A大学の構内に学生h～nのような人がいたら、それはA大学の学生に該当しないということが読み取れるからです。

44 短文の読解②

　ここでは短文に込められた細かいニュアンス、話者や筆者の真意を読み取る練習をしましょう。日本語は「省略の言語」と言われます。その背後には「以心伝心（いちいち口にしなくても、言いたいことはお互いの心と心で伝え合うことができる）」「行間を読め（文と文の間に書き手が込めた真意を読め）」といった日本人の言語観が存在します。

　症状が重篤な患者は自分の言いたいことを的確に言葉で伝えることはできません。また、病気や怪我がもたらす不安から、会話する意欲さえ失ってしまうこともあります。そのような時、医療従事者は患者が発する短い文、言葉から、患者がこちらに訴えていることを把握するスキルが求められます。少しずつ身につけていきたいものです。

　例題に入りましょう。

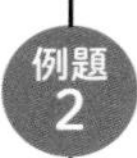

問　A子とB子のLINEのやり取りを読んで、以下の問いに答えなさい。

問1　B子から次のLINEを受け取ったA子は不愉快な気持ちになりました。なぜでしょう。簡潔に答えなさい。

A子　「明日のパーティ、少し遠いけど私も行くわ」
B子　「何で来るの？」

問2　次のやり取りを踏まえて、もう一度、上のB子の「何で来るの？」の意味を簡潔に答えなさい。「B子はA子が」に続く形で、文を完成させること。

A子　「電車とバス。バス路線がわからないから、駅からタクシーにしようかな」
B子　「じゃ、私が車で駅まで迎えに行くわ」

答　B子はA子が＿＿＿＿＿＿＿＿を尋ねていた。

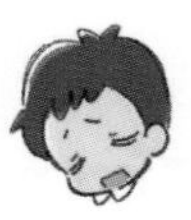

解答例

問1　「何で来るの？」を「あなたは来ないでほしい」という意味に受け取ったから。

問2　（B子はA子が）どんな交通手段で来るのか（を尋ねていた。）

解説

文字に込められた真意を読み取る問題です。B子の「何で来るの？」には

①　明日のパーティに来るのはなぜ？（来ないでほしい）という、反語疑問。

②　明日のパーティへの交通手段は何？

という2通りの意味がありますね。B子は②のつもりでLINEを送ったのに、A子が①のように解釈してしまうと、誤解に繋がるわけです。

直接会って言葉を交わせば、表情や態度、口調などから相手の真意を推し量ることができますが、短文のメールやLINE、手紙などでは今回のようなすれ違いが生まれがちです。それを防ぐ手段として絵文字やラインスタンプがあるのでしょう。

ただ、医療現場では、絵文字やスタンプ入りのメールやLINEを送るわけにはいきませんから、誤解のない、意味は1つにしか解釈できない表現を用いましょう。例えば、今回ならB子は「電車で来るの？　それともバス？　タクシー？」「どんな交通手段で来るの？」などのように問えばよいのです。

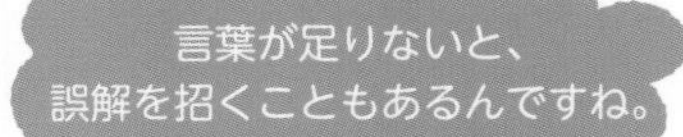

う〜ん

そう。仕事で「以心伝心」は
通用しませんよ。

好きな相手には言葉で
愛を伝えないと。
ふむふむ…

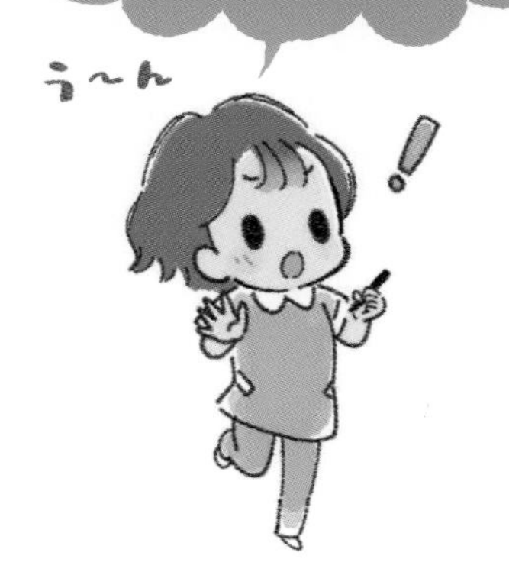

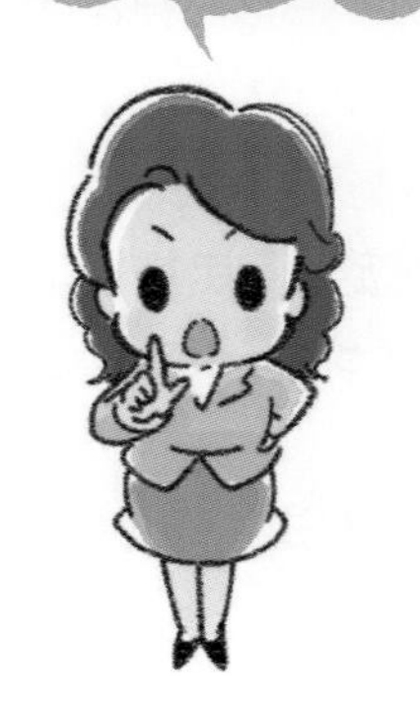

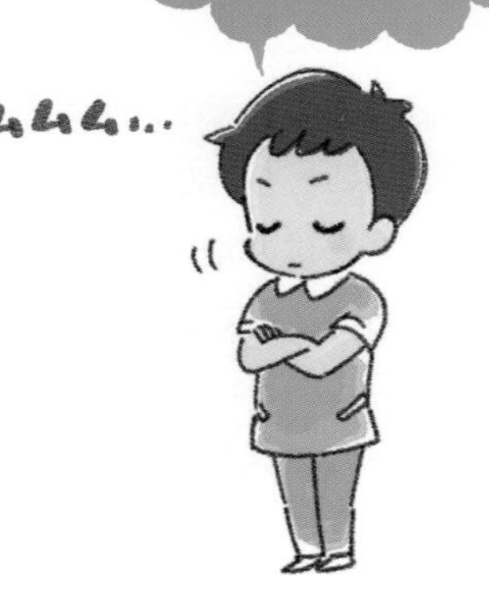

45 長文の読解

長文は、論理的文章と文学的文章に大きく分けられます。論理的文章には何かを説明する文章（説明文）と、筆者が意見を述べる文章（評論文）があり、いずれもテーマや具体例、結論などの構造を読み取ることで理解できるものがほとんどです。一方で文学的文章は、小説のように登場人物の言動によって進行するものと、筆者が自分の考えを自由に書くエッセイなどがあります。どちらも論理的な構造をとるとは限らず、特にテーマや結論がない場合もあります。

例題を解きながら、長文読解のポイントを学んでいきましょう。

例題

問　次の文章を読んで、あとの問いに答えなさい（解答は句読点も１字に数えます）。なお、問題文中のＧさんとは、ある公立病院の看護師長さんのことです。

核家族でこどもが少ない。一人か、せいぜい二人。そうなると、親はこどもの言いなりになってしまうことが多い。甘やかしてしまう。その甘やかしがこどもの病気を悪いほうへ持っていってしまうこともしばしばだ。

Ｇさんが以前小児科 a<u>ビョウトウ</u>にいたとき、苦労したのは、1<u>この点</u>だった。

「消化不良で入院したお子さんがいました。ふつうの食事はまだ早い。おかゆからはじめましょうと、おかゆを用意しましたら、食べさせないんです。“うちの子はおかゆ食べませんから”というんですね。おなかのすいた子に、じゃどうするかっていうと、お母さん、スナック菓子をひと袋与えてしまう。おかゆと梅干はアルカリ食品で、弱った胃腸にはとてもいいですと、いくらその効用を説明しても、聞いて下さらない。嫌いなものは食べませんからの一点張りです。そうして回復が遅れてしまうのです。

広告宣伝には大変のりやすくて、あたらしい栄養食品が出たとか、どこそこのデパートのレストランには高級 b<u>リニュウ</u>食のメニューがあるときいたりすると飛びつくのですけれど、おかゆに梅干しといった日本の家庭での養生食には見向きもしない時代になりました。2<u>対応がむつかしい</u>です。

それと、こどもさんに薬を飲ませるテクニックがない。錠剤はのみませんと言って c<u>キョヒ</u>なさる。こどものイヤがることは、必要なことでもしない。

入院したこどものことでお母さん方がいちばん神経質になる点は、病気をなおすことよりも、勉強のおくれです。そっちの心配でイライラなさる。病気になっても病気でいられないのが、いまのこどもたちなのかもしれません」

Ｇさんは、幼いうちから 3<u>競争社会に放りこまれたこどもたち</u>、こどもを愛しているのかそれともいじめているのか、ごっちゃになってイラつく母親たちをベッドサイドでハラハラしながら見ている。

アドバイスにも 4<u>ナシのつぶて</u>どころか逆に作用して「看護婦がうるさい」「投書するゾ」とまでこじれることさえある。

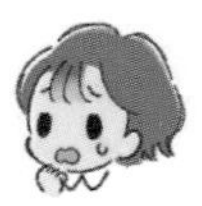

「でも、私は、一時的には受け入れられない場合もあるでしょうが、病気をなおして健康にもどるために、必要なことは黙らずに言うことだと気をとりなおします。あきらめてしまってはいけない。ただそういう思いが、患者さん、そして家族の方たちに伝わらないでしまうことが、かなしい。一生懸命看護にとり組んでも、亡くなられてしまうことが最大のショックですけれど……」

Gさんは、ベッドサイドでの白衣の生活をこうして続けてきて、いま看護に必要なのは、手づくりの創造性にあふれた看護なのだと、模索を続けている。

Gさんは一例をあげた。

点滴を受ける患者は数多い。たまたま昼どきに、点滴をはじめる患者がいた。見ていると、看護婦はその患者の右手首に点滴のチューブをつないだ。それでいいのかと、Gさんは別の考えを示した。

「患者が左利きの方だったらいいですけど、右利きだったら、左手にチューブをつなぐようにしたらと私は思うんです。なぜって、お昼どきでしょう。お食事は右手でしますでしょ。

点滴つけてたら食事ができません。自分の手で食べる食事と、介助されてする食事と、どちらが患者にとって好ましいか。起きられないほどの d<u>ジュウショウ</u>なら別ですが、患者にとってのぞましいのは、自分でする食事だと思います。それなら、点滴は左手に………と看護婦はとっさに e<u>キテン</u>をきかせないと………」

そういう気くばり心くばり、患者の心を満足させるケアを、とっさに f<u>サッチ</u>して対応するというひらめきと実行力が、5<u>考えて創造する手づくりの看護</u>の一歩なのではないだろうか。

マニュアル通りでいい場合と、マニュアルにプラスアルファする看護と………。

「バタバタ、マニュアル通りにやってしまえば、それは“ビジネス”で終わっちゃう。考えてやってはじめて“看護”になるのではないか………」

そうだろう。ただ、そういう看護を可能にするには、看護する側の心の内側がうるおっていなければならない………うるおいのある心からうるおいのある看護の花が咲くように思う、とGさんは自分の心のうちをのぞくような面持ちで語りついだ。

（増田れい子著『看護　ベッドサイドの光景』岩波新書より）

※「看護婦」は原文の表現のままです。

問1　下線部a～fのカタカナを漢字に改めなさい。

問2　下線部1に「この点」とあるが、それは何をさしていますか。文中の言葉をそのまま抜き出して答えなさい。

問3　下線部2に「対応がむつかしい」とあるが、なぜ、むつかしくなったのか、答えなさい。（20字以内）

問4　下線部3に「競争社会に放りこまれたこどもたち」とあるが、こどもたちのそのような状態を筆者はどのように表現しているか、文中の言葉をそのまま抜き出して答えなさい。

問5　下線部４に「ナシのつぶて」とあるが、それは、具体的に、どのようなことを言っているのか、下線部４より前から探して文中の言葉をそのまま抜き出しなさい。

問6　下線部５に「考えて創造する手づくりの看護」とあるが、そのような看護をするためには、どのようなことが必要となるのか、文中の言葉を使って、「～こと。」につながるように答えなさい。

答

問1　a 病棟　b 離乳　c 拒否　d 重症　e 機転　f 察知

問2　甘やかしがこどもの病気を悪いほうへ持っていってしまうこと

問3　母親が看護婦の忠告を受け入れないから。（19 字）

問4　病気になっても病気でいられない

問5　見向きもしない

問6　看護する側の心の内側がうるおっていること。

解説

問題文の流れを追ってみましょう。

〈テーマ〉看護の現場の問題点

〈エピソード 1〉

・核家族でこどもが少ないため、親が病気のこどもを甘やかし、それが病気を悪化させる。

・親は、看護婦のアドバイスには見向きもせず、治療よりも勉強の遅れを心配する。

↓

・今のこどもは、病気になっても病気でいられない。

〈エピソード 2〉

・食事時に、右利きの患者の右手首に点滴をする看護婦がいる。

↓

・看護婦は機転をきかせるべきだ。

〈結論〉

・これからは考えて創造する手づくりの看護が大切だ。

・そのためには看護する側の心の内側がうるおっている必要がある。

問1　e「機転」を「気転」と書かないようにしましょう。

問2　指示語の問題。看護婦の G さんが苦労したのはどの点だったかを考えましょう。まずは「この点」よりも前から探してみましょう。

問3　「対応がむつかしい」とは誰が誰への対応をむつかしいと言っているのか考えましょう。看護婦の G さんが母親への対応をむつかしいと言っていることが読み取れます。次になぜそれをむつかしいと言っているのかを考えましょう。９行目「いくらその効用を説明しても、

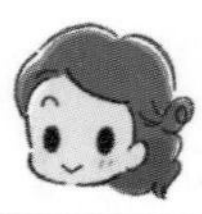

聞いて下さらない。」、13行目「日本の家庭での養生食には見向きもしない時代になりました。」に注目。この2か所から、母親が看護婦のアドバイスに耳を傾けてくれなくて、困り果てていることが読み取れます。

問4 「競争社会に放りこまれた」様子を説明しているのは3行前の17行目。「病気をなおすことよりも、勉強のおくれです。そっちの心配でイライラなさる。」から、現代のこどもが病気になっても落ち着いて治療に専念できないことが読み取れます。そこで「病気になっても病気でいられない」を抜き出しましょう。

問5 「ナシのつぶて」とは「反応がない」こと。ここで言うと13行目「見向きもしない」となります。

問6 最後から3行目「そういう看護を可能にするには」に注目。「そういう看護」とは下線部5の「考えて創造する手づくりの看護」のこと。従って「そういう看護＝考えて創造する手づくりの看護」を可能にするには「看護する側の心の内側がうるおっていなければならない」に注目し、その部分を問いの要求に沿って「〜こと。」の文末になるように答えましょう。

長文の読解は国語の勉強の
総合的な仕上げのようなもの。
まずはがんばって
読み通してください。

最後の方になると、
最初の方のこと、
忘れてしまいそうです。
なんだっけ…

印象的なところに
マーカーを引いたり、
メモを取ったりしながら
読むといいよ。
そうか！

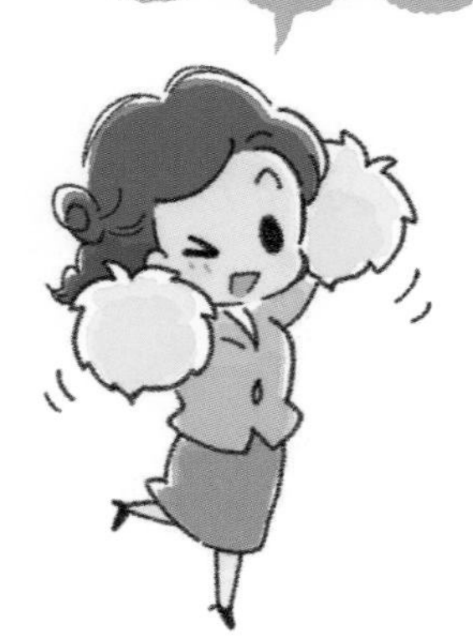

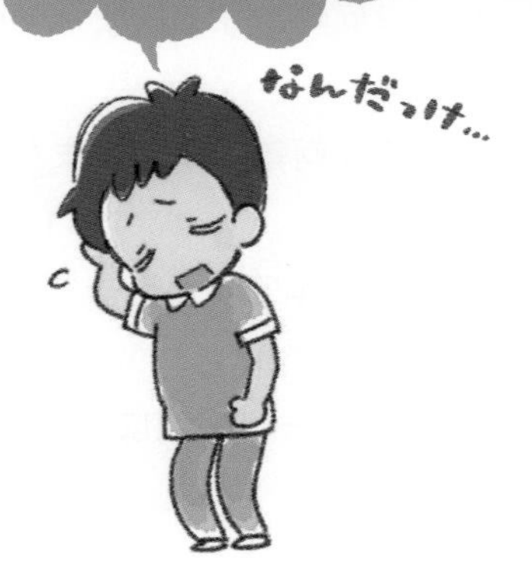

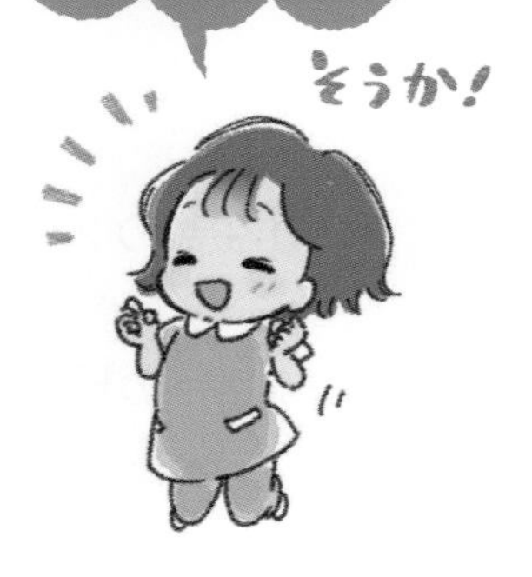

46 グラフ・図表の読み取り

グラフ・図表の読解の仕方は以下の通りです。

❶ **グラフの数値の変化、図表の特徴を読み取る**

数値が大きく変化しているところ、図表の特徴が表れているところに注目します。

❷ **背景を考察する**

なぜその数値になったのか、なぜそういった特徴がこの図表には表れているのかを分析、検討してみます。

❸ **解決策、改善策を提案する**

グラフの数値、図表の特徴に何か問題点が指摘できるのならば、それが少しでも解決、改善されるためにはどうすればいいかを提案します。

練習問題

→答えは162ページ

問1 **次の「出生数及び合計特殊出生率の年次推移」のグラフを見て、①～⑨に答えなさい。**

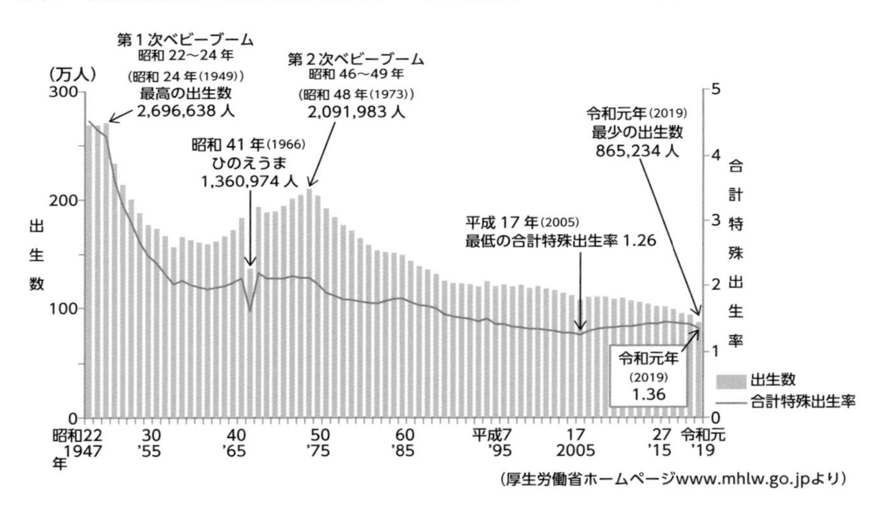

(厚生労働省ホームページwww.mhlw.go.jpより)

① 出生数を表しているグラフを何グラフと言いますか。 (　　　　　　　　)

② 出生数が最も多かったのは何年ですか。またその時の出生数は何人ですか。

(　　　　　　　　　　　　　　)

③ 出生数が最も少なかったのは何年ですか。またその時の出生数は何人ですか。

(　　　　　　　　　　　　　　)

④ 出生数の２度目のピークは何年ですか。またその時の出生数は何人ですか。

(　　　　　　　　　　　　　　)

⑤ １度目のピークと２度目のピークの間に出生数が著しく落ち込んでいる年があり

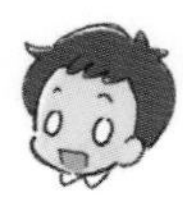

ます。それは何年ですか。またその時の出生数は何人ですか。
（　　　　　　　　　　）

⑥　合計特殊出生率を表しているグラフを何グラフと言いますか。（　　　　　　　　）

⑦　合計特殊出生率が最も低かった年は何年ですか。またその年の出生率を答えなさい。（　　　　　　　　　　）

⑧　令和元年の合計特殊出生率を答えなさい。（　　　　　　　　）

⑨　②③④⑤⑦⑧をひとまとめにして、「出生数及び合計特殊出生率の年次推移」のグラフから読み取れることをまとめなさい。（解答欄は省略）

問2　次の表は、わが国の平成24年（2012年）の死因順位で見た死因別死亡数と、平成23年（2011年）の死因別死亡数です。この表を見て①～⑥に答えなさい。

死因	平成24年（1～12月）		平成23年（1～12月）		差引増減
	死因順位	死亡数（人）	死因順位	死亡数（人）	死亡数（人）
がん	1	360,963	1	357,305	3,658
心疾患	2	198,836	2	194,926	3,910
肺炎	3	123,925	3	124,749	824
脳血管疾患	4	121,602	4	123,867	2,265
老衰	5	60,719	6	52,242	8,477
不慮の事故	6	41,031	5	59,416	−18,385
自殺	7	26,433	7	28,896	−2,463
腎不全	8	25,107	8	24,526	581
慢性閉塞性肺疾患	9	16,402	9	16,639	−237
肝疾患	10	15,980	10	16,390	−410
全死因	合計	1,256,359	合計	1,253,066	3,293

（厚生労働省　平成23・24年の人口動態統計のデータを元に作成）

①　平成24年、死因第6位の不慮の事故について、平成23年が非常に多かった理由を述べなさい。（　　　　　　　　　　）

②　死因の中の、がん、心疾患、脳血管疾患、慢性閉塞性肺疾患、肝疾患をまとめて何と言いますか。漢字5文字で答えなさい。（　　　　　　　　）

③　②で挙げた死因による死者が増えた理由として何が考えられますか。
（　　　　　　　　　　）

④　差引増減死亡数が最も多い死因は何ですか。またその数は何人ですか。
（　　　　　　　　　　）

⑤　④の理由として何が考えられますか。（　　　　　　　　）

⑥　①～⑤をひとまとめにして、平成24年と平成23年のわが国の死因順位の特徴とその理由について説明しなさい。（170~200字）（解答欄は省略）

47 本音や真意を読み取る

日本人は本音や真意をストレートに口にせず、遠回しに表現することがあります。そこから本当に言いたいことは何なのかを把握することが、医療現場では求められます。言葉の持つ意味を正しく理解し、そのうえで使われた場面や相手の口調、表情も考慮して、本音や真意を読み取りましょう。

また、社会の高齢化が進む現在、患者も高齢者が多いので、若い皆さんには耳にしたことがない言い回しに、戸惑うことがあるかもしれませんね。例をいくつか挙げてみましょう。

●**うそぶく**…①何も知らないかのようにとぼけること。②えらそうに大きなことを言うこと。

例 ①知っているくせにうそぶいてばかりいると、周りから信頼されなくなるわよ。

➡「知っているくせに知らんふりばかりしていると、周りから信頼されなくなる」と相手に警告しています。

②彼は以前「俺は将来、世界の支配者になる」とうそぶいていた。

➡彼は以前「俺は将来、世界の支配者になる」とえらそうに大きなことを言っていた、という意味です。

●**かこつける**…都合のよい口実にする(「格好をつける」と混同している人が多い)。

例 そりが合わない仲間との飲み会を断るときは、彼はいつも仕事にかこつける。

➡「気が合わない仲間との飲み会は、彼はいつも仕事を口実にして断っている」ということです。ちなみに「そりが合わない」とは「気が合わない」「相性が悪い」という意味です。

●**ものものしい**…大げさな様子(「物がたくさんある」ではありません)。

例 国賓が来日するので、都内はものものしい警戒ぶりだ。

➡「国が招待した客がやってくるので、都内は大げさな警戒をしている」という意味です。

●**たしなめる**…悪いところを直すように注意する(「たし」を「足す、プラスになる」、「なめる」を「舐(な)める」と誤解して「たしなめる」を「プラスになることをして、舐めるように大いに褒められた」と理解してはいけません)。

例 後輩Aさんへの接し方を看護師長にたしなめられた。

➡Aさんへの接し方の悪いところを直しなさいと、注意されたのです。Aさんへの接し方を大いに褒められたのではありません。

●**やぶさかではない**…～する努力を惜しまない。快く～する。全力で～する。(「やぶ」を「藪(やぶ)医者」の「やぶ」とイメージすると、正しい意味である「快く」と結びつかなくなるので気をつけましょう)。

例 Bさんが一日も早く家族の元へ戻れるように、私なりに協力することやぶさかではない。

➡Bさんが一日も早く退院できるように、私なりに全力で協力する、という意味です(協力できるかどうかあやしいという意味ではありません)。

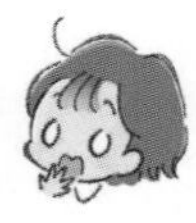

練習問題

→答えは162ページ

問1　次の①～⑤の文中の（　　）に、あとの語群の動詞を正しい形に直して当てはめなさい。

① 肝臓病の患者の飲酒を（　　　　　　　）。

② 有名人が入院するので立ち入り規制が敷かれていて（　　　　　　　）。

③ あなたが大学院に進学したいなら友達として応援することは（　　　　　　　）。

④ 雨に（　　　　　　　）、友人の誘いを断わった。

⑤ あなたは今回の騒動にかかわっているのに「私は無関係です」と（　　　　　　　）態度はいかがなものか。

語群
うそぶく　たしなめる　やぶさかでない　かこつける　ものものしい

問2　次の①～③の文中の（　　）に入る正しい言葉は、a、bのどちらか、選びなさい。

① 事務長は月曜日に「そんな発注ミスがあったなんて」と、うそぶいた。

→事務長は月曜日より前に、発注ミスを（a　知っていた　　b　知らなかった）。

② 私は系列病院への異動もやぶさかではありません。

→私は系列病院に（a　しぶしぶ異動する　　b　喜んで異動する）。

③ 師長は新人のA子に「時間厳守ですよ」とたしなめた。

→A子は時間を（a　守っている　　b　守っていない）。

うわ、思っていた意味と
違う言葉がいっぱい！
う～ん

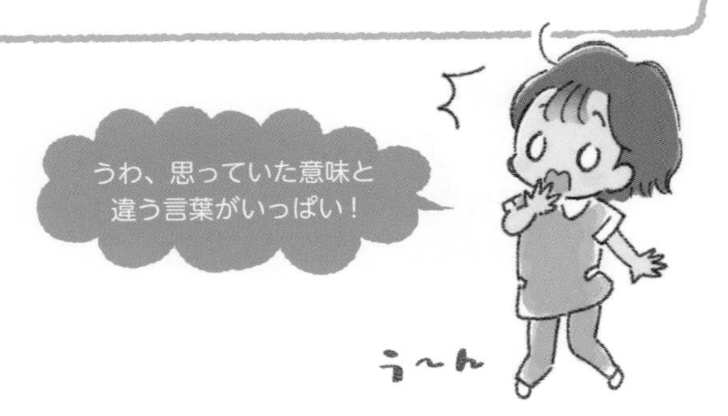

復習テスト

3章　読む力

➔答えは163ページ

1

Mさんは授業で日本における臓器移植について学習した際、2009年の臓器移植法改正後、臓器を提供する側のドナーについて、どのような条件があれば臓器提供が行われるのかに関心を持ち、調べてみました。ドナー候補が臓器提供について書面による有効な意思表示をしていない場合に着目し、ドナー候補の年齢と臓器提供への家族の承諾の有無という2つの条件で分類して、次の表のケースA～Dを考えました。脳死判定後に臓器を提供できるケースとして最も適当なものを、①～⑨のうちから1つ選びなさい。

	ドナー候補	臓器提供への家族の承諾
A	15歳以上	有
B	15歳以上	無
C	15歳未満	有
D	15歳未満	無

① AとBとCとD
② AとBとC
③ AとB
④ AとC
⑤ A
⑥ B
⑦ C
⑧ D
⑨ 提供できるケースはない

（　　　）

（大学入試共通テスト〔現代社会〕2021年より）

2

次の①～③の文の意味としてふさわしいと思われるのはa、bのどちらか、選びなさい。

① 看護部長「4月からあなたに内科の看護師長をやってもらおうと思っているの」
➡A子「遠慮させていただきます」

a　A子は看護師長を引き受ける。
b　A子は看護師長を引き受けない。

（　　　）

② 看護部長「4月からあなたに内科の看護師長をやってもらおうと思っているの」

➡ A 子「私でいいんですか !?」

a　A 子はたぶん看護師長を引き受けるだろう。

b　A 子はたぶん看護師長を引き受けないだろう。　（　　　）

③　院長「どんなデザインでも白であれば着用可能、と服務規定を変更する案が出ているそうだが、看護師の身だしなみとしていかがなものか」

a　院長はどんなデザインでも白であれば着用可能にしたいと考えている。

b　院長は白であればどんなデザインでもいいというものではないと考えている。（　　　）

3 次の文章を読んで、あとの問いに答えなさい。

［ある町の「総合病院」に勤務する医師の「ぼく」は、近くの「過疎の村の診療所」に赴任することになった。その「過疎の村」は、「ぼく」が小学校まで育ち、同級生だった「千絵子」が高校まで育った村によく似ていた。「ぼく」の思いは、二人の小学校時代、そして、彼女と再会した予備校時代へとかえってゆく……。］

千絵子のランドセルにウサギを入れたのは三年生のときだった。知らずに背負って家に帰った千絵子は、勉強部屋でランドセルを開けて驚き、また学校までの二キロの道をもどってきた。坂を登りつめた校門のところで、ウサギを抱いてうずくまっている千絵子を見つけたのは、帰宅途中の若い男の教師だった。彼はウサギを校庭の端の小屋にもどすとすぐ、千絵子を背負って診療所に連れていった。急性虫垂炎だった。その夜手術を受けたが、腹膜炎を起こしかけていたという。

翌日その話をした教師は、ウサギを入れた犯人の追及はせず、クラス全員で見舞いの手紙を書くように、と言った。ぼくは配られたワラ半紙を前にして、嘔気（はきけ）を催すほど緊張した。書いて謝らなければならない言葉が頭の中でうずを巻いていた。書き始めると嘔気は止まったが、できた文章は嘘（うそ）のかたまりだった。ほんとうのことは、頭の中のうずの中に残されたままだった。消しゴムで強く消すと、紙に穴があいた。後列の生徒が紙を集め出した。ぼくは左手で紙を隠し、猫背になって、小さく、「おれです。すいません。」と書いて、急いで紙を四ツに折って渡した。

山の斜面にある家の窓からは、川岸の診療所の赤いトタン屋根が見えた。陽（ひ）が暮れてからも、ぼくは庭の物干しに寄りかかって、千絵子が助からなければ自殺しよう、と思いつめていた。

A暮れるのが早い、山に囲まれた村だった。

広葉樹林の落葉に加速度がつき、秋は終わりに近づいていた。ぼくは老人たちの血圧を測り、薬を出し、重症と思われる患者は本院に紹介する、という診療所の医者としての役をうまく果たせるようになっていった。

朝八時に家を出て、落葉に埋（うず）まった山道を登る。診療の空いた時間には、老いた看護婦たちと茶を飲みながら、村のうわさ話を楽しむ。午後四時には山を下り、陽の暮れるまでの短い時間を庭で子供たちとすごす。
　ぼくは山の診療所の医者になった。

　予備校に入ってもつき合っていた高校時代の友人は二人いた。日中関係の問題を専門とする外交官になりたい男と、とにかく大手の都市銀行に行きたがっている男だった。二人はそれぞれおなじ大学の法学部、経済学部を出て、そのとおりの道を進んでいる。ぼくがこの二人に向かって、おれは山の診療所の医者になる、と、いくらか胸を張って言えるようになったのは、十八歳の初夏からのことだった。

　お茶の水の予備校の校舎は、夏季講習の受付を徹夜で待つ浪人たちであふれていた。代々木の駅前で待ち合わせたぼくたちは、千絵子が夜食用の苺(いちご)のへたを取っていたとかで二十分遅れたので、最上階の五階の教室の最後列にかろうじて座れた。ぼくはもとからこの予備校の学生だったので、学外生を対象とする受付には並ばなくてもよかったのだが、学内での申し込みを忘れてしまった、と見えすいた嘘(うそ)をついた。

　通路に新聞紙をしいて座る者もいる教室の中は、十八、九歳の脂っぽい肌が分泌する強い体臭がこもり、息苦しかった。四人用の長椅子(ながいす)に五人が座っていたので、ぼくの半袖(はんそで)のシャツから出た汗ばんだ腕は、ときおり千絵子のノースリーブのなめらかな肌に触れた。そのたびに、腕から背筋に向かって鋭い電気のようなものが走り、ぼくは B生物実験のカエルの足のように身を縮めた。

「大学に行って何するの」
　わずかに肩にかかる髪を手でよけて、千絵子が言った。
「おれは医学部にでも行こうと思ってる。難関だからな。文科系は得意だから、どうやっても入れないところはないんだ。それじゃあなんだか卑怯(ひきょう)だって気がするんだな。得意なことだけで勝負するってのは卑怯だもんな。だから、わざと無理しようと思うんだ。まだ若いもんな。無理をし残すと後悔するもんな」
　千絵子の容姿に負けまいと、ほとんどつま先立って話すぼくは、自分でも驚くほど多弁だった。
「お医者さんか。似合うかも知れないわね。歳(とし)の割りにぐっと老けて見えるから。山の中の診療所のお医者さんなんていいわね」
「あんたは？」
「まだ決めてないの。でも、田舎のお医者さんの奥さんていうイメージはすてきね。なってみようかな。国文の勉強なんかして、内側のお化粧してね」
　千絵子はそう言いながら、持ってきた花柄のハンカチの包みを開き、小さなプラスチックの容器に入れてきた苺をぼくの方によこした。
「あら、フォーク入れるの忘れちゃった」
　千絵子は両手を頬(ほお)にあてた。
　たいした問題ではなかった。ぼくはクリームのかかった苺を手でつまみ、奥歯で力強くかみしめた。甘味の強い果汁がしみ出て、舌の表面に広がった。千絵子も安心したように、細い指で苺をつまんだ。

「私たちの田舎の村にあるような診療所がいいわね」

「診療代の代わりに、キャベツをリアカーに積んできたりする人がいたよな」

「奥さんが薬局手伝ってるのよね」

「夜はいつでも往診してくれたよな。あの先生」

「奥さんはずっと起きて待ってるんですって。私が盲腸で入院してたとき、病室に来てくれたことがあるのよ」

「盲腸か……」

「ウサギよ」

「知ってた？」

「あたりまえよ。あの穴のあいたワラ半紙、病室の壁に貼（は）って、毎晩寝る前に、バカ、バカ、って言ってたのよ。そうするとぐっすり眠れたの。でもね、そのうちに、Cほんとに謝りたいことは穴のところにあるんじゃないかって思ったりもしたのよ」

「おれは自殺する方法考えてた。あの頃（ころ）、よく浅間山が小さな爆発を起こしてたろう。真っ赤な火が夜空に散ってさあ。だから、あの火口にとび込むのが一番確実だってとこまで考えてた」

「生きてたわね。おたがい」

「単純なことだけど、いいことだな」

D初夏の夜は短かった。ぼくは苺をつまみながら、額の汗を腕でぬぐいつづけ、千絵子はノースリーブの上にうすい白のカーディガンをはおった。

午前零時を過ぎても、教室の中で眠る者はなかった。五、六人の集団で、わざと受験以外の話題を声高に話してふざけ合っているのは都内の高校の出身者たちで、学生服を着て、黙々と参考書に赤線を引いているのは地方から出て来ている者たちらしかった。ぼくも、教室を回って仲間を探しているらしい高校時代の同級生二、三人に会ったが、彼らはとなりに座る千絵子とぼくを信じられないような目で見たあと、力なく、よっ、と手を挙げて出ていった。

ぼくたちは山の診療所の経営方針や、生まれてくる子に跡をつがせるべきか、といった空想を語り明（あか）した。それは、参考書に赤線を引いている者たちに対して申し訳ないような気になるほど、心浮き立つ語らいだった。

翌朝、夏季講習の受付をすませて、お茶の水の駅のホームで別れるとき、E千絵子は、

「ねえ、ほんとにやってみない」

と言った。

「もちろんだ」

ぼくは照れずに応（こた）えた。

（南木佳士『ダイヤモンドダスト』文春文庫より）

問1　**下線部A「暮れるのが早い、山に囲まれた村だった。」という一文の働きを述べたものとして最も適当なものを、次の①～⑤のうちから1つ選びなさい。**

① 山深く、陽(ひ)の沈むのも早い「田舎の村」が、「自殺」を思いつめるのにぴったりした風景であったことをまず表現し、そこからみごとに立ち直った現在の生活の描写との断絶を表現する働きをしている。

② かつて「ぼく」や「千絵子」が住んだ村についての回想を締めくくりながら、同じ「田舎の村」の心象から、現在「ぼく」が勤務している「過疎の村」のイメージへとつないで、自然に場面を移行させる働きをしている。

③ 千絵子のランドセルにウサギを入れるようなことをして育った暗い思い出ばかりの「田舎の村」の生活についていったんまとめ、これと現在の気楽な診療所の生活を対比的につなぐ働きをしている。

④ いたずら盛りの楽しい時を過ごした「田舎の村」の幼年時代についていったんまとめ、看護婦たちと茶を飲みながら村のうわさ話を楽しむような現在の生活と、幼年時代を対比的につなぐ働きをしている。

⑤ 「山に囲まれた」村に育った「ぼく」の境遇が、「ぼく」を閉鎖的な人間に育て上げたということを印象づけ、それが「田舎の診療所」の医者であるという現在の境遇の遠因となっているということを原因－結果的につなぐ働きをしている。　（　　　）

問2　**下線部B「生物実験のカエルの足のように身を縮めた。」とあるが、そこには「ぼく」のどのような気持ちが読みとれるか、最も適当なものを、次の①～⑤のうちから1つ選びなさい。**

① 若い女性のそばに座ってなんとなく期待に胸おどる気持ち。

② 若い女性のそばに座ってなんとなく場違いで萎縮(いしゅく)した気持ち。

③ 異性を意識し緊張してついふるえてしまうような、うぶな気持ち。

④ 受験を目前にした不安におののき、それゆえに身も縮まるような気持ち。

⑤ 生物の授業で経験した事柄を現実にあてはめて実感する受験生らしい気持ち。（　　　）

問3　**下線部C「ほんとに謝りたいことは穴のところにあるんじゃないかって思ったりもしたのよ」と「千絵子」は言っているが、それは「千絵子」がどのように思ったと言いたいのか。最も適当なものを、次の①～⑤のうちから1つ選びなさい。**

① 「ぼく」が本当に申し訳なく穴があったら入りたいという気持ちをほのめかしているかのようで滑稽(こっけい)に思われ、もう怒る気がしなかった。

② 「ぼく」が本当の犯人を告げようとしていながら、なぜかその人をかばってその名を消したように思われ、その心やさしさが立派で許せるような気がした。

③ 「ぼく」が謝りの言葉を書こうとしても言葉にならないほど、本当に自分に対する思いと謝罪の気持ちがあったのだと思えてきて、許せるような気がした。

④ 自殺ということまで考えたことをあわてて消したために穴があいたような気がして、そこま

で思いつめている「ぼく」が気の毒で、もう許してもいいような気がした。

⑤　ウサギを入れたことではなく、ちゃんと謝りの言葉を書けなかったことに対してこそ本当に謝るべきだったのに、「ぼく」がそれをしてくれなかったから、もうどうでもよい気がした。

（　　　）

問4　下線部D「初夏の夜は短かった。」とあるが、どのような意味で「短かった」のか。それを説明したものとして最も適当なものを、次の①～⑤のうちから1つ選びなさい。

①　初夏の夜は実際に短いものだが、未来のことをうちとけて語らい合う「ぼく」と「千絵子」にとって、この夜はなおさら短く感じられた。

②　初夏の夜は実際に短いものなので、受験を目前にして勉学に励む二人にとって、時間はいくらあっても足りないように思えた。

③　受験を前にした「ぼく」と「千絵子」にとって、この短い夏の夜は勉強に専念すべきで、語り合うほどの時間は本来ないはずだった。

④　初夏の夜は実際に短いものだが、惜しむ間もなく過ぎ去っていく時の流れの速さが、空腹という感覚ではっきり実感されるほどであった。

⑤　初夏の夜は実際に短いものであって、未熟な若い二人が自分たちの将来や目前の受験について思慮のある判断をするには、決して十分ではなかった。　（　　　）

問5　下線部E「千絵子は、『ねえ、ほんとにやってみない』と言った。『もちろんだ』　ぼくは照れずに応（こた）えた。」とあるが、このときの「千絵子」と「ぼく」について説明したものとして最も適当なものを、次の①～⑤のうちから1つ選びなさい。

①　受験を目前に控えて圧迫された毎日を過ごしている「千絵子」と「ぼく」は、現実のきびしさに嫌気がさし、つかのまのあわい恋愛感情にひたって、空想の世界に遊ぼうとしている。

②　「千絵子」は、初恋の人との結婚を夢見る自分の姿に満足を見いだしているので、「ぼく」はその期待に応えて医者になるというポーズを一生懸命とり続けようとしている。

③　親の反対を押し切って結婚しようとしている「千絵子」と「ぼく」は、ともかくも「山の診療所の医者」という共通の目標を持つことができたので、具体的な生活設計を確認し合っている。

④　「千絵子」は、単に小学校時代のウサギの思い出をなつかしんでいるにすぎないのに対して、「ぼく」は、小学校時代のウサギの思い出を共通の話題にして恋人の資格を得たように感じている。

⑤　自分の未来を「ぼく」との結婚という形で実現することも考えている「千絵子」に対して、「ぼく」は、あわい恋の語らいの中にも、自分なりに確信の持てる生き方を選びとっていこうと決意している。

（　　　）

（大学入試センター試験 1997 年より）

48 4章のはじめに

　４章と５章では、医療従事者にとって最も大切なスキルのひとつである「コミュニケーション能力」を取り上げます。４章では「話す力」です。

1 看護医療系大学・専門学校、そして医療現場では何を「話す」のか

①患者の情報を話す

　学生生活においては同級生同士、医療現場においては医療スタッフ同士で、患者の病状、患者の様子、患者の要望などを交換し合い、共有し合います。カンファレンス等ではそれに基づき、治療方針が話し合われることもあるでしょう。従って正確かつ適切な話し方が求められます。

②アドバイスや励ましの言葉を話す

　患者や家族に療養生活でのアドバイスをしたり、心のケアにつながる励ましや慰めの言葉をかけたりします。これらは病気や怪我で不安や悩みを抱えている患者や家族にとって、大きな支えとなります。逆に、医療従事者の一言で、患者やその家族が傷ついたり、闘病生活へのモチベーションが低下してしまったりすることもあります。近年、医療現場で「ホスピタリティー（快適さ）」が求められています。これは単に、施設や設備が快適だというばかりでなく、医療従事者の接し方や話し方が快適だ、ということも含まれます。必要な内容を盛り込みつつ、患者やその家族の不安に寄り添い、支えることにつながるコミュニケーション能力が求められます。

③学習内容や研究成果を話す

　学習や研究が進むにつれて、それを論文やレポートの形にして学習発表会や学会あるいはカンファレンス、プレゼンテーションなどで発表する機会もあるでしょう。①や②は対象が１人あるいは数人である場合が多いのですが、学習発表会、学会、カンファレンス、プレゼンテーション等では不特定多数に話すことが求められます。従って、①や②に比べて事前の準備が当日の話の内容を左右するといっても過言ではありません。

ここからは
いよいよ知識を
もとにした実践です。
コミュニケーション能力は
医療の世界だけでなく、
どんな世界でも役に立つ
大切な力です。

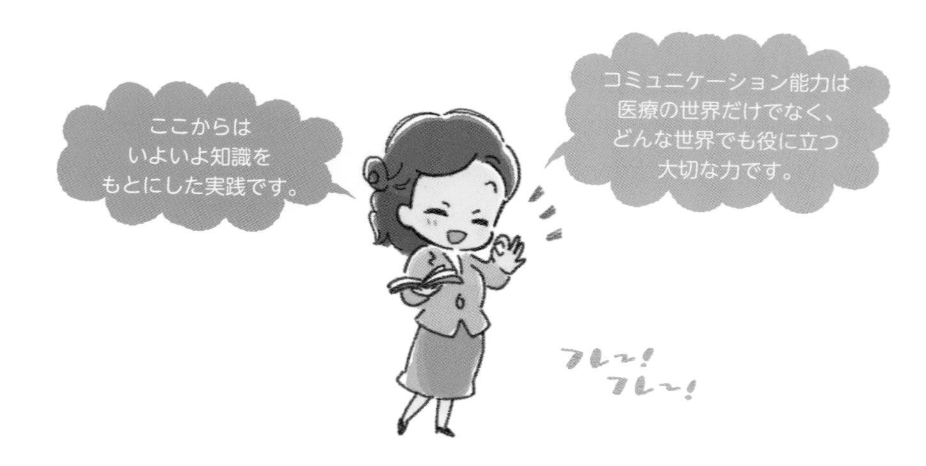

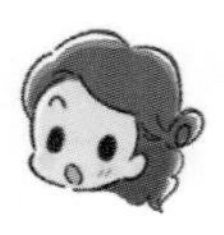

2 どのような「話す力」が求められるのか

①事実を正確に伝える力

学生同士、医療スタッフ同士で共有しなければならない患者の情報というのは、正確であることが何よりも大切です。確かに込み入った情報などは、自分の言葉で噛み砕いて伝えた方が相手にわかりやすく伝わる時もあるのですが、ややもすると情報の歪曲(わいきょく)や、相手の誤解につながったりします。主観を交えず客観的に伝える力が医療現場では求められます。さらに医療従事者には「守秘義務」があります。これは「保健師助産師看護師法第 42 条の 2」で定められた法に基づく義務です。医療現場で知りえた、患者とその家族に関する情報はみだりに外部に漏らしてはいけません。

②人間らしい温かみを伝える力

医療現場にも人工知能やロボットが導入されてきていますが、機械にできないもののひとつとして「心のこもった温かな言葉掛け」があります。よくコミュニケーションとは「言葉のキャッチボール」と言われますが、医療現場におけるコミュニケーションとは、もう一歩進んで「心と心のキャッチボール」「魂と魂のキャッチボール」が求められます。人間らしい温かみを伝える話し方というのは、医療従事者として、一人の人間として、一生磨き続けていくことが大切なのではないでしょうか。そこに患者に対する穏やかな眼差しや笑顔が加われば、もう医療従事者として怖いものなしですね。

③説得力を伴う話す力

学習発表会や学会、カンファレンスやプレゼンテーション等では、自分の学習や研究の成果を不特定多数の人に伝え、納得してもらうことが求められます。納得してもらうために必要なのは、何といっても学習や研究の内容ですが、いわゆる「カリスマ」の条件のひとつが「演説のうまさ」であるように、多くの人を説得する話し方というのは、少しずつでも習得しておくに越したことはありません。

まかせてください！
話すのは得意です！
ただのおしゃべりじゃないよ。
カンファやプレゼンとかの
ことだよ。
そうなの？

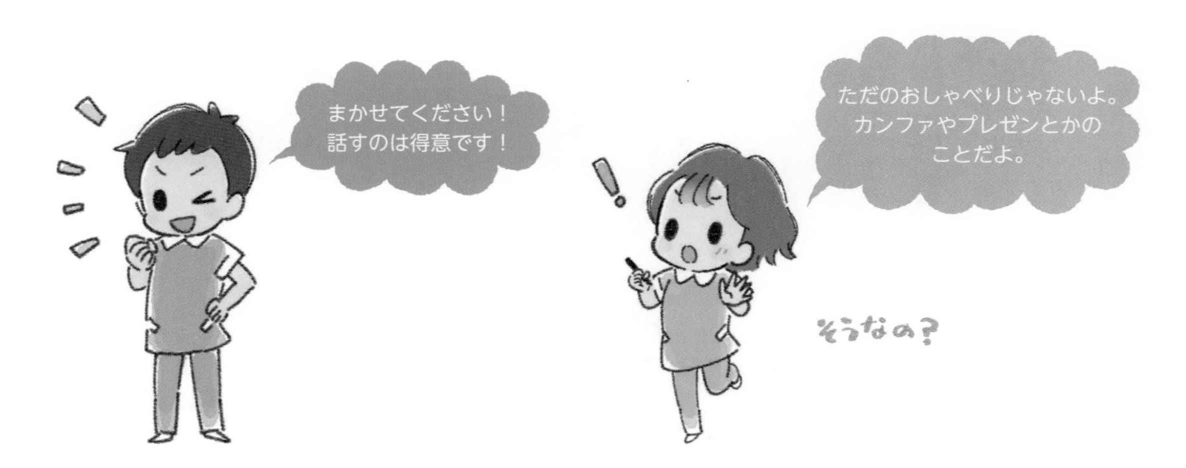

49 敬語① 敬語の種類

敬語は相手への敬意と距離感を表す大変優れた手段のひとつです。医療現場においても、敬語を正しく使うことは患者さんとのコミュニケーションの第一歩です。ただ、「敬意あっての敬語」であることを忘れないようにしましょう。相手を敬う気持ちがあれば、尊敬語を使うべきところが多少、謙譲語になったとしても、相手との信頼関係に影響が及ぶことはないでしょう。

まずは敬語の種類から。2007年2月に文化審議会がまとめた「敬語の指針」によると、敬語の種類はそれまでの尊敬語、謙譲語、丁寧語（ていねいご）の3分類から、謙譲語をⅠ、Ⅱ（丁重語）に分け、さらに丁寧語に美化語（びかご）を加えて、5分類になりました。

敬語の種類

従来の分類	現在の分類
1　尊敬語	尊敬語（相手の行為を高く言う）例「いらっしゃる」「読まれる」「ご出席」など
2　謙譲語	謙譲語Ⅰ（自分や身内の行為を低く言う）例「うかがう」「お届けする」など 謙譲語Ⅱ（＝丁重語。自分の行為を相手に対して低く丁重に述べる） 例「参る」「申す」「拙著（せっちょ）」など
3　丁寧語	丁寧語（相手に丁寧に述べる。尊敬語や謙譲語ほど敬意や謙遜はない） 例「です」「ます」「ございます」など 美化語（物事を美化して述べる）例「お酒」「お料理」など

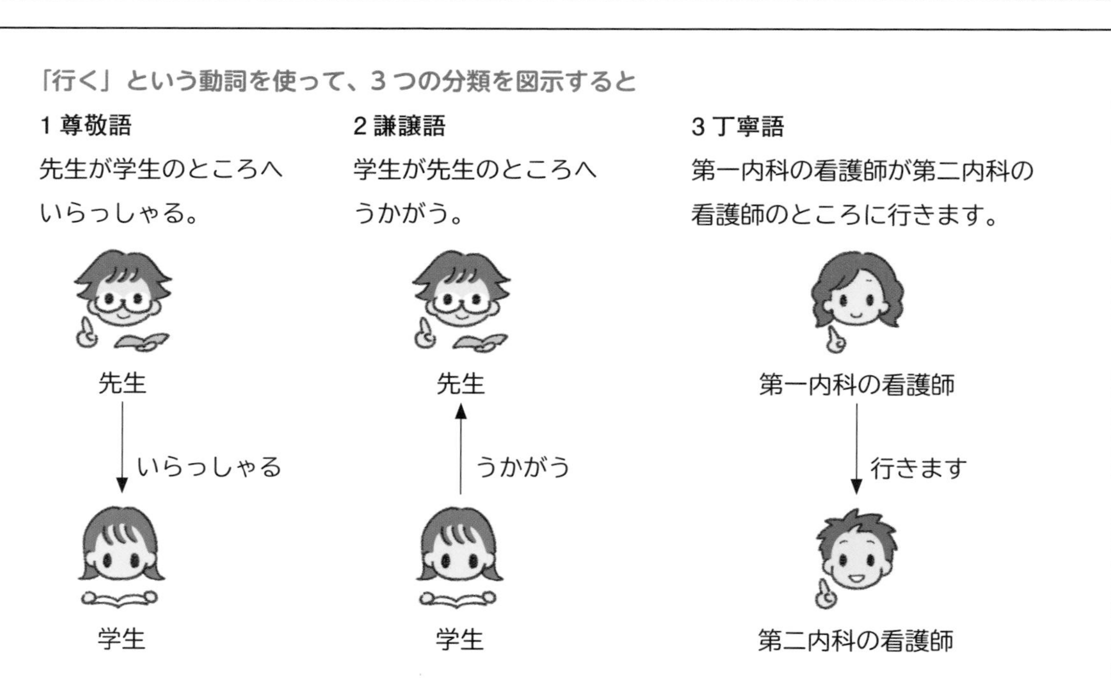

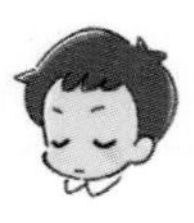

練習問題

→答えは164ページ

問1　次の①～③の文中の（　　）に入る正しい言葉を、あとのa、b、cから1つずつ選び、記号で答えなさい。

①　看護大学入試で隣席の新入生に話しかける時は（　　　　　）を使うことが一般的だ。

②　学生が教授に研究室での在室を尋ねる時は（　　　　　）を使うことが一般的だ。

③　学生が教授に研究室への訪問の是非を確認する時は（　　　　　）を使うことが一般的だ。

a　尊敬語　　b　謙譲語　　c　丁寧語

問2　次の①～③の文中の（　　）に入る言葉として、使わない方がよいのはa、bのどちらですか。

①　私も毎日の（a　食事　　b　お食事）には気をつけているんだけど、なかなかやせない。

②　おめでたい席なのに申し訳ないのですが、私、（a　酒　　b　お酒）が飲めないのです。

③　私も一度、先生の（a　見舞い　　b　お見舞い）にうかがいます。

師長に「了解っす」って言ったら、「バイト敬語は使わないように」と言われた。
私、バイト歴長いから、直せないかも……でございます。
アレ？

ガンバロー！

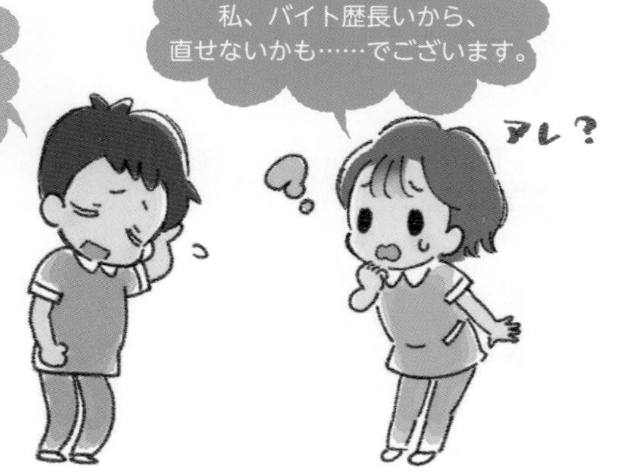

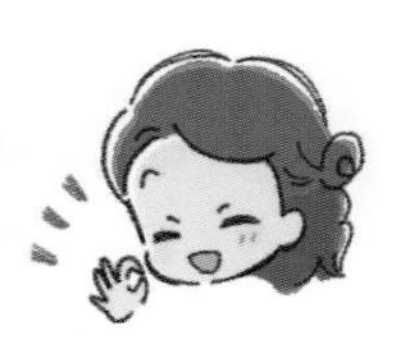

50 敬語② 尊敬語・謙譲語・丁寧語

1 尊敬語

①名　詞……君・あなた・どなた・このかた・令嬢（相手の娘）・芳名（相手の名前）・尊父（相手の父）など。

②動　詞……次ページの表参照。

③助動詞……「れる」「られる」。

例 先生は毎朝、公園を散歩される。

例 あなたが出かけられるとすぐ、電話がありました。

④「お（ご）～になる」……例 お休みになる。ご利用になる。

「お（ご）～になる」の「なる」をさらに尊敬語にして、「お休みになられる」「ご利用になられる」と言う人がいますが、不自然な二重敬語になってしまうので避けましょう。

⑤接頭語・接尾語…………例 お宅・お美しい・ご立派・おじさま・山田さん・お子さま　など。

「お宅」は「相手の家」、「お美しい」は「相手が美しい」という意味ですよね。このように尊敬語として「お」や「ご」がついた場合、「相手の」という意味が含まれ、相手への敬意を表します。古くは「御御足（おみあし）」と二重に「お」をつけたり、養蚕（ようさん）農家の人が「お蚕様（かいこさま）」と、自分たちの生活の糧（かて）である蚕を敬って前後につけることもありました。

2 謙譲語

①名　詞……例 わたくし・せがれ、愚息（ぐそく）（ともに意味は「私の息子」）・小生（しょうせい）（意味は「私」。男性が手紙の中で使う）・弊社（へいしゃ）（自分の勤めている会社）・拝見　など。

②動　詞……次ページの表参照。

③助動詞……「お（ご）～する」……例 私は先生をお招きする。社員がお客様をご案内する。

※尊敬語の「お（ご）～になる」と混乱しやすいので注意。

尊敬語は、「見られる」「行かれる」など、何でもかんでも動詞に「れる・られる」をつけてすませないようにしましょう。また、動詞に何でもかんでも「させていただく」をつけて謙譲語にしないようにしましょう。

例 ①　帰る→✕帰らさせていただきます。
　　　　○帰らせていただきます。
　　　　◎失礼します。

②　見る→○見させていただきます。
　　　　◎拝見します。

③　寝る→○寝させていただきます。
　　　　◎休ませていただきます。

④　来る→○来させていただきます。
　　　　◎参ります。うかがいます。

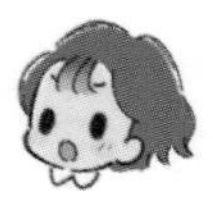

⑤　する→○させていただきます。
◎いたします。

×は文法的に誤りです。○は文法的には正解。◎の言い方がベストでしょう。

①は五段活用動詞、②は上一段活用動詞、③は下一段活用動詞、④はカ行変格活用動詞、⑤はサ行変格活用動詞。文法的に説明すると、五段活用動詞以外は「させていただく」をつけても正しい、ということです。

1尊敬語と2謙譲語の動詞は、次の通りです。繰り返しブツブツ言いながら身につけましょう。

尊敬語と謙譲語の動詞

動詞	尊敬語	謙譲語
いる	いらっしゃる	おる
見る	ご覧になる	拝見する
言う	おっしゃる	申す・申し上げる
食べる	召し上がる	いただく
行く	いらっしゃる	参る・うかがう
する	なさる	致す
来る	いらっしゃる・おいでになる・お越しになる・お見えになる	参る・うかがう
聞く	お聞きになる	うかがう・承(うけたまわ)る・拝聴(はいちょう)する
あげる		差し上げる
くれる	くださる	
もらう		いただく・頂戴(ちょうだい)する
知る	お知りになる	存じる・存ずる・存じ上げる
思う	お思いになる・思われる	存じる・存ずる・存じ上げる

3 丁寧語

①助動詞……「です」「ます」「ございます」

②接頭語・接尾語……お空　お勉強　ご本

1の尊敬語の接頭語・接尾語に比べると、丁寧語(ていねいご)の「お」や「ご」には「相手の」という意味合いが薄いことが特徴です。こちらにも「御御御付」(読めますか？「おみおつけ」、味噌汁のことです）のように、「お」を重ねた使い方が今も残っています。

51 敬語③ 注意すべき言葉遣い

次に、注意すべき言葉遣いを挙げておきます。友達同士の会話では、どのようなくだけた言い方をしてもよいですが、願書を書く時、面接の時、そして、晴れて看護学生・看護師となった時に患者さんをはじめ、職場の先輩、医師などの目上の人に対して、友達同士のような言い方は通用しません。正しい言葉遣いを覚えておきましょう。

注意すべき言葉遣い

一人称（自称）	（男性も女性も）私（わたし）・私（わたくし）
お父さん・お母さん	父・母・父母・両親
おじいちゃん・おばあちゃん	祖父・祖母・祖父母
ひいおばあちゃん・ひいおじいちゃん	曾祖父・曾祖母
おじさん・おばさん	伯父（おじ）（父・母の兄）・叔父（おじ）（父・母の弟） 伯母（おば）（父・母の姉）・叔母（おば）（父・母の妹）
先生たち・先輩たち	先生方（がた）・先輩方
この学校（大学）	こちらの学校（大学）・貴校・貴学
ここの学生	こちらの学生さん※
自分が在籍している学校（大学）	本校（本学）
自分が勤務している病院	当院
看護師	看護師さん※
患者	患者さん
医者	医師・先生・ドクター
老人	お年寄り・高齢者
先生、ご苦労様です。	先生、お疲れ様です。
先生、これからも頑張ってください。	先生、これからの／今後のご活躍をお祈り申し上げます。
先生、お元気で。	先生のご健康／ご健勝をお祈り申し上げます。
先生、さっきの指示、了解です。	先生、先ほどのご指示、承（うけたまわ）りました。／承知致しました。
先生、わかりましたか。	先生、ご不明な点はおありでしょうか。

※ 「私がここの学生になったら……」「私が看護師になったら……」など、自分のことを表すときには、「さん」はつけない。

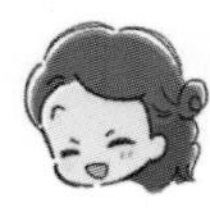

練習問題

→答えは164ページ

問1　次の①〜⑤の文の下線部を、[　　] の中の表現に変えなさい。

① 先生が昼食を食べる。　[尊敬語に]　(　　　　　　　　)

② あなたの気持ちがわかる。　[丁寧語に]　(　　　　　　　　)

③ お客様がそのように言った。[尊敬語に]　(　　　　　　　　)

④ 面白い話を聞いた。　[謙譲語に]　(　　　　　　　　)

⑤ 必ず来る。　[謙譲語に]　(　　　　　　　　)

問2　次の①〜③の文中の動詞を尊敬語、謙譲語、丁寧語で（　　　　）の中に書き直しなさい。尊敬語は「れる・られる」をつけない形で、謙譲語は「させていただく」をつけない形で答えなさい。

①患者さんがカルテを見る。[尊敬語に]　患者さんがカルテを（a　　　　　　）。

[謙譲語に]　患者さんとカルテを（b　　　　　　）。

[丁寧語に]　患者さんがカルテを（c　　　　　　）。

②患者さんが昼食を食べる。[尊敬語に]　患者さんが昼食を　（d　　　　　　）。

[謙譲語に]　患者さんと昼食を　（e　　　　　　）。

[丁寧語に]　患者さんが昼食を　（f　　　　　　）。

③患者さんの家族がお礼状をくれる。

[尊敬語に]　患者さんの家族がお礼状を　（g　　　　　　）。

[謙譲語に]　患者さんの家族からお礼状を（h　　　　　　）。

[丁寧語に]　患者さんの家族がお礼状を　（i　　　　　　）。

問3　次の学生と教授のやりとりの中で、不適切な表現を適切な敬語表現に直しなさい。[　　] の中の数字は訂正が必要な箇所数です。

学生「先生、卒論のことで相談したいのですが。少しお時間くれますか」[2 箇所]

①(不適切 a　　　　　　)→(適切 b　　　　　　)

②(不適切 a　　　　　　)→(適切 b　　　　　　)

教授「いいですよ」

学生「先生は明日 1 限から講義だと聞きました。その後、教授室に行きます」[2 箇所]

③(不適切 a　　　　　　)→(適切 b　　　　　　)

④(不適切 a　　　　　　)→(適切 b　　　　　　)

52 コミュニケーション

近年、「コミュニケーション能力に富んだ医療従事者の育成」に力を入れている大学や専門学校が多く、授業の中でも「コミュニケーション演習」が設けられているところもあります。また国家試験においても「このような状況の時に医療従事者としてどのように言葉をかけるか、対応するか、コミュニケーションを図るか」を問う設問が増える傾向にあります。医療現場における理想のコミュニケーションには答えがないのかもしれませんが、ここでは「基本のき」を確認してみましょう。

1 「共感」から始めよう

医療現場では、患者が療養上の不安はもちろん、時には生活・人生上の悩みを打ち明けてくることもあります。しかし皆さん自身も経験があるかもしれませんが、悩みというのは相手に打ち明けた時点で少なからぬ部分は解消してしまっているようです。療養上の不安は担当医に報告したうえで指示を仰ぎましょう。生活・人生上の悩みは共感することから始め、解決を急がないことが大切です。

「共感する」の定義はいくつかありますが、医療現場における「共感する」とは次の 2 つを指すことが多いようです。

①患者やその家族の考えや行動を受け入れ、賛成する

例　患者「○○先生が食事の塩分を減らしましょうと言うので、食事の味付けを薄くしたりいろいろ工夫しているのだけど、なかなか血圧が下がらないのよ」
看護師「よくがんばっていますね。血圧も安定してきていますよ」

②患者やその家族の立場に立って考えることを心がける

例　患者「それに言われた通りにきちんと薬も飲んでいるのだけれど、やっぱり血圧が下がらないのよ」
看護師「そうですか。それは心配ですね。なかなか薬の効果が出ないと不安になりますよね」

2 自分の価値観を押しつけてはいけない

こちらは医療のプロなので、患者に早く治ってほしいと思うあまり、こちら側の考えや常識を押しつけてしまいがちです。しかし、それが行き過ぎてしまうと、患者は「この人にはわかってもらえない」と思ってしまい、その後治療に必要な情報も伝えてくれなくなってしまうことにもなりかねません。患者の孤立を防ぎ、患者と医療従事者との信頼関係を築くためには、自分の価値観を押しつけないという姿勢も大切です。

3 身だしなみ、マナーも大切に

次の「聞く力」のところで詳しく話しますが、コミュニケーションは何も口だけでするものではありません。態度、表情、声の調子、雰囲気などもコミュニケーションの手段なのです。これらを総称して「非言語コミュニケーション」と言います。生気のない顔色、緊張感に欠けた態度でタメ口で話しかけられても、積極的にコミュニケーションを取りたいと相手は思ってくれません。挨拶、笑顔、清潔感のある身だしなみ、明るい雰囲気、機敏な態度なども心がけるようにしましょう。

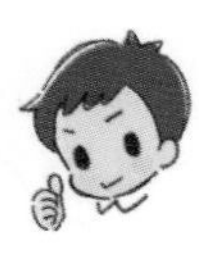

4　相手のバックグラウンドを想像してみよう

教えている予備校で生徒たちに「どんな医療従事者になりたいですか」と問うと、「患者さんが話しかけやすい医療従事者になりたいです」と答える人がとても多いのです。では「話しかけやすい医療従事者」とはどんな人でしょうか。それに対しては「ユーモアがあって、話の引き出しが多いこと」と答える人がこれまたとても多いのです。しかし、患者は皆さんとは世代も立場も、生きてきた背景も異なることが少なくありません。皆さんが「ここでちょっと面白いことを言って、患者さんの緊張感をほぐそう」と思って口にした冗談が、通じないこともあります。「話の引き出しが多い」というのは大変結構なことです。様々な経験を通して見聞を広め、相手のバックグラウンドにも思いを馳せられるようなコミュニケーションを目指しましょう。

5　最大の目的は信頼関係を築くこと

医療従事者が患者とコミュニケーションを図る最大の目的は、患者との間に信頼関係を築き、回復に役立てることです。信頼関係は一朝一夕に築くことは難しいですが、良好なコミュニケーションは患者の闘病意欲を高め、心のケアにつながります。信頼関係に裏打ちされた医療従事者と患者とのコミュニケーションは、高度な医療技術や高価な薬剤にも匹敵するものだと私は考えます。

練習問題

→答えは164ページ

問1　次の文に対して、a、bのどちらが呼びかけとして適切ですか。選びなさい。

救急搬送されたばかりの呼吸器疾患の患者に対して。患者は酸素吸入器を使用中。

a 「○○さん、いかがですか」

b 「○○さん、苦しくないですか」　　（　　　）

問2　患者の言う「あの日」とは何の日ですか。また、何月何日ですか。

患者「あの日から今日でもう 80 年ほど経つのね。天皇陛下がラジオで国民に伝えて、それを聞いた母と祖父母が『負けたのか』と泣いていたことを、幼いながらも覚えているわ」

看護師「あの日って何ですか」　　（　　　　）の日・（　　月　　日）

問3 「　　」に適切な内容を考えて書きなさい。

男性看護師「A さん、先生の許可が出たので入浴しましょう。介助しますよ」

A さん（女性）「え……、いやだわ」

男性看護師「（　　　　　　　　　　）」

53 報連相①

「報連相（ほうれんそう）」とは「報告」「連絡」「相談」の頭文字をつなぎ合わせた単語です。ビジネススキルのひとつとして誕生した言葉のようですが、近年、チーム医療が進む医療現場においても欠かせないものとなってきました。

では、「医療現場における報連相」について、ひとつひとつ見ていきましょう。

報連相とは

❶ **報告**…治療、看護、患者とその家族への対応の進み具合や成果、問題点などについて、他の医療スタッフに報告すること。

❷ **連絡**…患者の情報や、治療・看護の予定や方針などを、他の医療スタッフに発信すること。

❸ **相談**…治療、看護、患者とその家族への対応等において、疑問や問題が発生した時に他の医療スタッフに打ち明け、アドバイスをもらうこと。

医療現場に報連相がなぜ必要なのか

❶ **報告・連絡・相談をすることによって、情報共有不足、連絡ミスが原因の医療事故を防ぐことができるから。**

❷ **報告・連絡・相談をすることによって、他の職種から多角的な視点を得ることができるから。**

❸ **報告・連絡・相談をすることによって、目的や目標を共有することができ、医療スタッフ同士の連帯感につながるから。**

つまり良質な医療の提供のためには「報連相」がとても大切なわけです。

報連相の基本

❶ **報告**……・悪いことほど早く報告する（問題や非常事態が発生した時に迅速に対応するためです）。
・事実を曲げずに報告する（正確に対処するためです）。
・ポイントのみを簡潔に報告する（成果や問題をわかりやすく伝えるためです）。

❷ **連絡**……・タイミングを考えて連絡する（その場の空気を読まない連絡は、現場を混乱させることにもなりかねないからです）。
・絞り込んだ内容を正確に連絡する（誤った情報発信が医療事故の原因になるからです）。
・伝わったかを確認する（情報発信は言って終わりではなく、それがきちんと伝わったかどうかが大切だからです）。

❸ **相談**……・緊急性を考えて相談する（一刻を争う事案を相談したいのか、時間の猶予（ゆうよ）がある事案を相談したいのかを考えることはマナーのひとつです）。
・相談内容を明確にする（相手から的確なアドバイスを引き出すためです）。
・自分なりの考えを持って相談する（丸投げをせず、考えを提示した方が、相手もこちらが何を求めているのかがわかりやすいからです）。

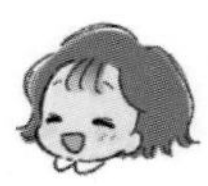

練習問題

→答えは165ページ

問1　「報連相」とは何と何と何の頭文字をつなぎ合わせたものですか。(　　)の中に書きなさい。

(　　　　)と(　　　　)と(　　　　)

問2　医療現場における報連相の促進につながる活動は、①〜④のうちのどれですか。記号で答えなさい。

① 患者のカルテは医療従事者の職種によって分ける。
② それぞれの医療従事者が患者を評価する。
③ 医療従事者同士が使う言葉は統一する。
④ チームのマネージメントは必ず医師が行わなければならない。　(　　　　)

問3　次の①〜⑥は、報連相のどれに該当しますか。2つずつ記号で答えなさい。

① 来月、全科合同のケア研修があることをナース全員にメールする。
② A医師の指示通りに採血がすんだことをA医師に伝える。
③ 手術の方式を他の医師と検討する。
④ 全科合同のケア研修の司会を新人の私が引き受けてよいかを看護師長に聞いてみる。
⑤ ケア研修の司会を無事にやり終えたと看護師長に伝える。
⑥ 救急救命士が「あと3分で救急車がそちらに到着する」と受け入れ病院に伝える。

報…(　　　)(　　　)　連…(　　　)(　　　)　相…(　　　)(　　　)

失敗はなかなか
報告できないよね。
明日でもいいかなって
思っちゃう。

その時間差が重大な
事態を招くこともあるよ。
悪いことほど早く報告する！
わかったかな？

注射だって
素早く終わった方が
うれしいもんね。
そうか！

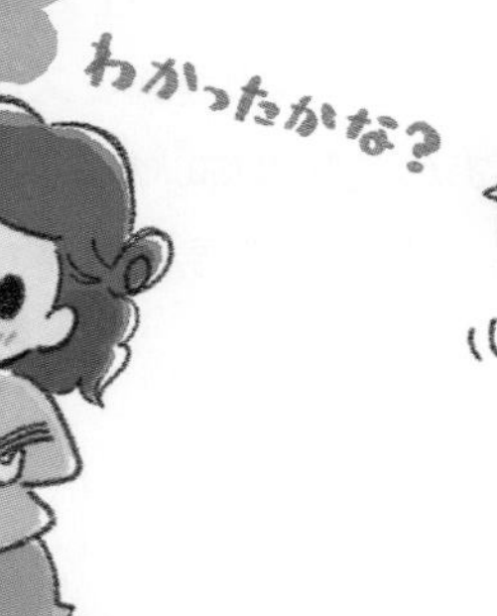

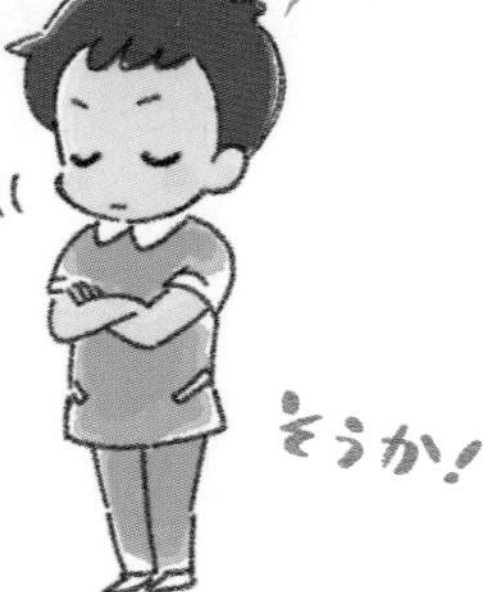

54 報連相②

報連相のコツ

❶ いつ、どこで報告・連絡・相談をするのかを決めておく

病棟内などで報告・連絡・相談の時間が決まっているのならば、それに従いましょう。ただ、たとえ決まっていても、緊急事態や患者対応などが入り、決まり通りにいかないのが医療現場というものです。「あの､朝のバイタルチェックの結果を報告したいのですが」と恐る恐る報告を始めても､「あとにして！」と遮られてしまうと、心が折れてしまうかもしれませんね。

「○○時に朝のバイタルチェックの結果を報告してよろしいですか」とバイタルチェックに出かける前に伝えておくとよいでしょう。しかし緊急の報連相(ほうれんそう)の場合には、こんな悠長なことは言ってはいられません。臨機応変が大切です。医療現場は難しいですね。

❷ 何を報告・連絡・相談したいのかあらかじめ決めてメモしておく

「仕事帰りに食事をしながら相談する」というのではなく、あくまでも勤務時間中の報連相なのですから、相手にもこちらにも時間は限られています。従って、できれば報連相の要点をあらかじめメモしておきましょう。それによって自分の頭の中が整理できますし、相手に対しても無駄なく伝えることができます。

❸ キーワードや結論を先に言ってしまう

限られた時間の中で効果的に報連相をするためには、伝え方にも工夫が必要です。前置きが長いと報連相の焦点がぼやけてしまいますし、相手の集中力も低下してしまいます。最初に報連相のキーワードや結論を言ってしまいましょう。その後にそこにたどり着くまでの経過や、そのように考える根拠を加えていきます。

❹ 礼儀を忘れない

「少しお時間をよろしいですか」「お時間を頂戴してありがとうございました」。このひと言があるだけで、相手の気持ちも、その場の雰囲気も、報連相の成果もぐっと変わってきます。

❺ 「後でいい」「やらなくても何とかなる」とは思わない

チームで動いている現場では一人の連絡ミスが重大な事故につながることがあります。医療現場は人の命を預かっています。「あの先輩は怖いから、この報告はあとでいい」「別に私が伝えなくても、他の人が伝えてくれるだろう」といった安易な気持ちは持たないようにしましょう。報連相は医療従事者の責務のひとつです。

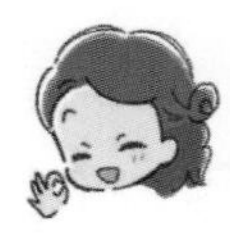

医療従事者同士以外に報連相が行われる場合

報告・連絡・相談は医療現場において、医療従事者同士で行われるばかりではありません。次の２つの用語を確認しておきましょう。

❶ **インシデント（ヒヤリ・ハット）**……誤った医療行為などが患者に行われる前に発見に至った事例。あるいは誤った医療行為などが行われたが、結果として患者に影響を及ぼさなかった事例。書式は自由である。

❷ **アクシデント（医療事故）**……医療行為の中で患者に障害が及び、損害が発生している事例。患者の自傷行為なども含む。警察への届出義務が生じる場合がある。この届出というのは報連相の「報告」に該当することがある。報告先が定めた書式に則る場合がある。

❶❷ともに、医療施設の判断により、広報誌などを通じて地域の住民に報告することもあります。

練習問題

→答えは165ページ

問　次のａ、ｂは医療従事者の行動を表したものです。正しいのは①〜④のどれか、選びなさい。

ａ　朝のバイタルチェックで、Ａさんの急激な血圧低下がみられたが、正午に行われる申し送りまで、黙っていた。

ｂ　先輩のＢ看護師から「３号室のＣさんの容態に気をつけて」と言われたが、Ｂ看護師は恐いので、別の科の優しいＤ看護師に「何をどう具体的に気をつけるのか」を相談した。

①　ａ
②　ｂ
③　ａ、ｂどちらも正しい
④　ａ、ｂどちらも正しくない　　　　（　　　）

55 発表の仕方①

最近は授業の一環として「口演会（こうえんかい）（講演会でも公演会でもありません）」「プレゼンテーション演習」を行う学校が増えているようです。ここではそのような場で役立つ、大勢の人に話す力について考えてみましょう。

どんな時に発表するのか

・授業の一環として
・勉強会・研修会の中で
・学会・シンポジウムに参加して

何を発表するのか

学校の先生方、クラスメイト、参加者の前で、自分の決めたテーマの研究成果を発表します。「独演会」の時もあるでしょうが、だいたいは１回の発表会に何人かが発表し、発表者一人ひとりに持ち時間が設定されています。

発表の一般的な流れ

❶ **挨拶・自己紹介・謝辞**……これはマナーです。謝辞は❽で述べてもかまいません。
❷ **テーマの紹介**……何について話すかを紹介します。
❸ **そのテーマを選んだ理由、問題意識**……なぜこのテーマを選んだのか、このテーマについてどんな問題意識を持っているのかを述べます。
❹ **現状の紹介**
❺ **背景の分析**
❻ **解決策・改善策・対応策の提案**　※❸❹❺❻ではスライド、パワーポイント、動画などを適宜使用するのも効果的です。
❼ **質疑応答**……これによって自分が話したことが参加者にどれだけ伝わっているかを確認することができます。また取り上げたテーマを参加者と共有することができます。
❽ **終わりの挨拶**……これで自分の発表が終了することを伝え、一礼をし、参加者から拍手をいただいて終わりです。お疲れ様でした。

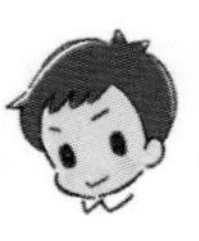

発表のコツ

① 「準備 7 割、本番 3 割」

発表の出来は 7 割方準備で決まります。まずは研究自体をしっかりと行いましょう。そして前述した❷～❻をきちんと説明できるようにしておきましょう。できれば予行練習もしておきましょう。

② 「事実と意見を分けて話せ」

例えば❹の「現状の紹介」をする時には、ひたすら現状、つまり今起こっている事実だけを紹介していきます。ここで❸の「問題意識」に戻ったり、一気に❻の「解決策・改善策・対応策の提案」などの意見を話してしまったりすると発表内容が混乱します。事実と意見の違いについて、イメージがわかない人は、「35 論文の書き方②」の事実と意見を分ける練習問題に戻り、もう一度やっておきましょう。

③ 「目線はまんべんなく、声は生き生きと」

参加者の中にこちらを凝視する人がいると、つられてこちらもその人ばかり意識してしまいがちですが、目線は会場全体をまんべんなく行き渡るようにしましょう。目線よりも大切なのは声です。あまり抑揚をつけ過ぎると発表の要点が伝わらなくなってしまいます。ゆっくりめの生き生きとした声をベースに、強調したいところを大きな声で言うことを心がけてください。

④ 「盛り過ぎ注意」

発表に使用するスライドなどを、Instagram など SNS のつもりで色や装飾を「盛り過ぎて」しまうと肝心な情報がぼやけてしまいます。この色は、この装飾は必要かということを考えながら、スライドや動画やパワーポイントを作るようにしましょう。

⑤ 「制限時間を厳守せよ」

制限時間というのはあなたが舞台の袖から壇上に現れて、スライドやパワーポイントなどを設定し、発表し、使ったものをまとめて去っていく時間までを指します。持ち時間をきちんと守らないと、進行に支障をきたしてしまいます。

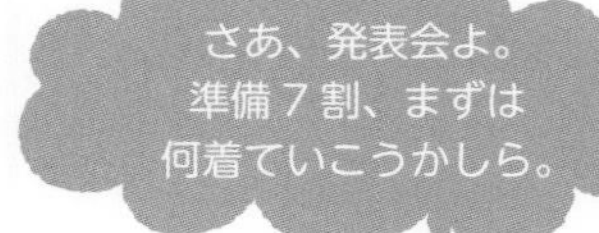

楽しみですねえ。
わくわくです。

先生、それは習い事の
発表会。ここは
プレゼンテーションが
テーマでしょ。

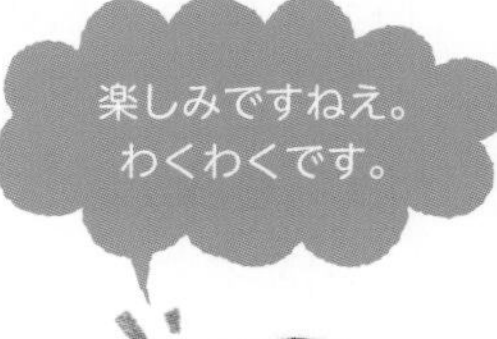

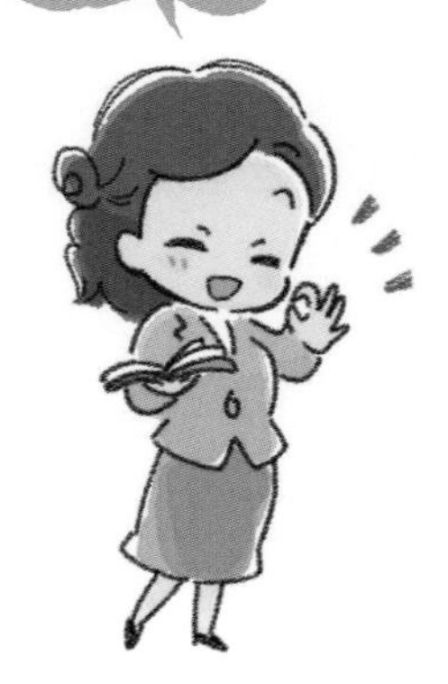

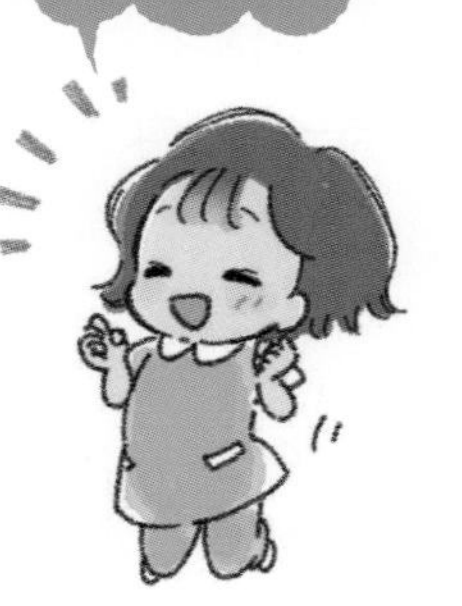

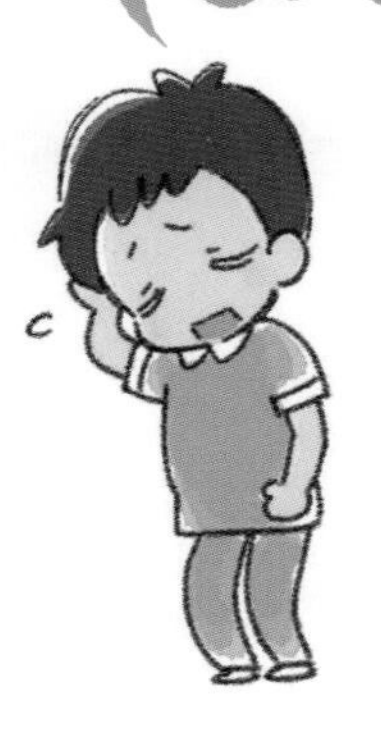

56 発表の仕方②

では、実際の発表の様子を再現した練習問題を解きながら、発表の流れ、効果的な発表の仕方を身につけていきましょう。

練習問題

→答えは165ページ

問1　「発表」の流れを次に示しました。①～⑧の（　　　　）の中にふさわしい内容を、あとのa～hから選んで答えなさい。

①　挨拶・自己紹介・謝辞（　　　　）
②　テーマの紹介（　　　　）
③　そのテーマを選んだ理由、問題意識（　　　　）
④　現状の紹介（　　　　）
⑤　背景の分析（　　　　）
⑥　解決策・改善策・対応策の提案（　　　　）
⑦　質疑応答（　　　　）
⑧　終わりの挨拶（　　　　）

a　看護師免許取得者の３割が潜在看護師と化している実態があります。
b　貴重なご指摘をありがとうございます。早急に調べて文書にてお答えいたします。
c　皆さん、こんにちは。東京看護大学３年、如月椿（きさらぎつばき）と申します。本日はこのような発表の機会を与えていただき、誠にありがとうございます。
d　それではこれで、私の発表を終わりといたします。ご静聴ありがとうございました。
e　私は医療現場は女性が多いにもかかわらず、仕事と育児を両立させる環境が整っていないことがあるのではないかと考えます。
f　私は今回、かねてから興味を持っている「潜在看護師の増加」について発表させていただきます。
g　院内託児所の設置、復職研修制度の整備が必要だと考えます。
h　今回このテーマを選んだのは、出産をきっかけに離職してしまう看護師が多く、このことが看護師不足を加速する一因となっているのではないかと考えたからです。

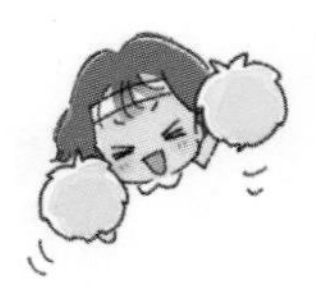

問2 問1の「発表」の中で、以下の「看護職員として退職経験のある者の退職理由」のグラフをパワーポイントで示すとしたら、①〜⑧のどこが適切でしょうか。記号で答えなさい。

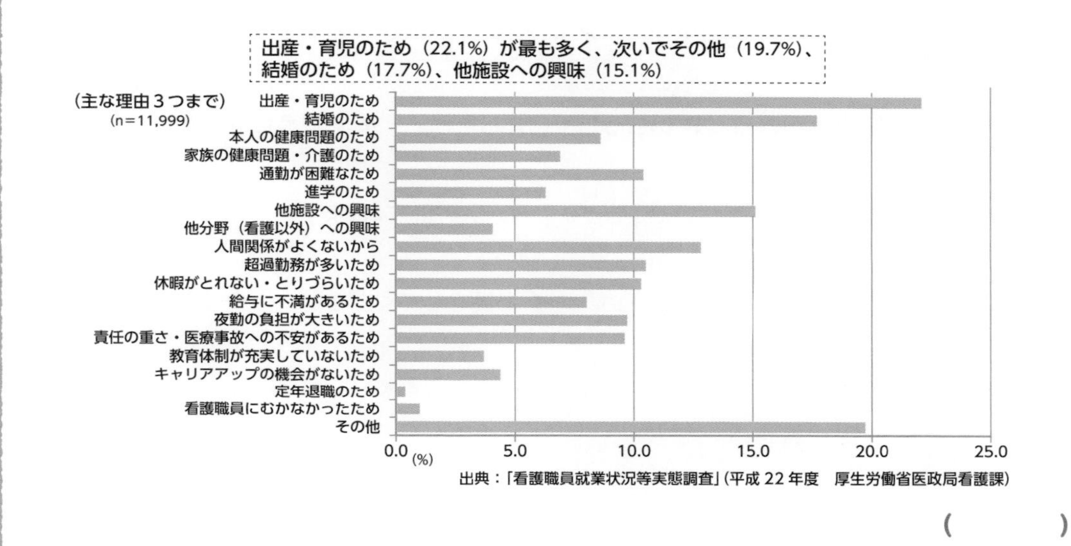

（　　　　）

はい。できたかな。
わからない人は、
もう一度前の
項目を見てね。

わかったかな？

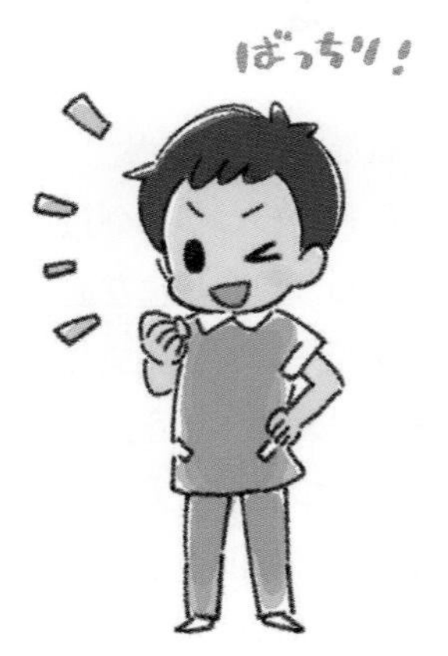

復習テスト

4章　話す力

→答えは165ページ

1 次の①～⑤の文で、ア～ウの言葉遣いの中から間違っているものを選び、記号で答えなさい。

① お嬢様が（**ア** 参られております。　**イ** 来ておられます。　**ウ** お越しになっています。）
（　　　）

② 失礼ですが、どちらから（**ア** いらっしゃいましたか。　**イ** お見えになりましたか。
ウ 参られましたか。）（　　　）

③ お一人でもお気軽に（**ア** 参加できます。　**イ** ご参加になれます。　**ウ** ご参加できます。）
（　　　）

④ 受付で（**ア** お聞きになってください。　**イ** お聞きしてください。　**ウ** お聞きください。）
（　　　）

⑤ 先生が、来月鹿児島に（**ア** おいでになる　**イ** 来られる　**ウ** 参られる）そうです。
（　　　）

2 次の①～⑤の文で、敬語の使い方が誤っているものを3つ選んで、記号で答えなさい。

① この連休にどこかに参られましたか。
② どうぞお皿のお菓子をいただいてください。
③ ご紹介していただいたN社の社長にお目にかかって参りました。（　　　）
④ お顔の色が優れませんが、どうかなさいましたか。（　　　）
⑤ 院長先生がそうおっしゃられていました。（　　　）

3 次の①～⑩の文で、敬意を示すべき相手に対する表現として、下線部を尊敬語か謙譲語に書き改めなさい。

① どうぞ手紙を<u>読みなさい。</u>（　　　）
② 先生は、これからどちらへ<u>行きますか。</u>（　　　）
③ あの映画はもう<u>見ましたか。</u>（　　　）
④ これは去年先生から<u>もらった</u>時計です。（　　　）
⑤ 来週先生の研究室へ<u>行きます。</u>（　　　）
⑥ この論文はいつ<u>書いたのですか。</u>（　　　）
⑦ 新聞で先生のお名前を<u>見ました。</u>（　　　）
⑧ 先生は、石原さんを<u>知っていますか。</u>（　　　）

⑨ 私は、山田恵子と言います。よろしくお願いします。(　　　　)
⑩ 先生に会えてうれしいです。(　　　　)

4 次の①～⑥の文の敬語は適切ですか。適切な場合はA、適切でない場合はBを記入しなさい。

① 切符をお持ちしていない方はお求めください。(　　)
② 母が先生にお目にかかりたいと申しております。(　　)
③ こちらに参られたご感想はいかがでございますか。(　　)
④ この件に関してはあちらの受付でうかがってください。(　　)
⑤ 「よくできた作品ですね」
「とんでもございません、お恥ずかしゅうございます」(　　)
⑥ 私はお先に帰らさせていただきます。(　　)

5 次の①～④の文が正しい敬語になるように、下線部の間違いを訂正しなさい。

① 校長先生が、今昼食をいただいておられます。(　　　　)
② 切符を拝見します。ご用意してください。(　　　　)
③ 以前私はあなたにお会いされたことがありますか。(　　　　)
④ うちの金魚に毎朝、餌(えさ)をあげる。(　　　　)

6 次の①～⑤に対するア～エの表現で、誤用あるいは最も不適切なものはどれですか。記号で答えなさい。

① 客に対し食べ物を勧める場合
ア 召し上がってください。
イ お召し上がりください。
ウ お召しになってください。
エ お召し上がりになってください。(　　)

② 社員が上司に対し休暇を願い出る場合
ア 明日、休ませてください。
イ 明日、お休みさせてください。
ウ 明日、休ませていただきます。
エ 明日、お休みをください。(　　)

③　社員が上司に対し電話をかける、あるいはもらう場合

ア　後程、改めてお電話します。

イ　後程、改めてお電話を差し上げます。

ウ　後程、お電話をいただきたいのですが。

エ　後程、お電話をくださいませんか。　（　　　）

④　先日、上司（部長）から受けた説明に関して、その部長に対し

ア　先日部長がご説明くださった件について…

イ　先日部長がご説明いたしました件について…

ウ　先日部長がご説明なさった件について…

エ　先日部長がご説明になった件について…　（　　　）

⑤　社員が上司に

ア　お客様がいらっしゃいました。

イ　お客様がおみえになりました。

ウ　お客様がおいでになりました。

エ　お客様がおいでになられました。　（　　　）

7 次の文章を読み、以下の問いに答えなさい。

Aさん（70歳、女性）は、夫のBさんと死別し、軽費老人ホームに入居している。Aさんは「今、再婚したいと思う好きな人ができたのに、『70歳で再婚なんて恥ずかしいよ』と息子に叱られました。とても悲しいです」と看護師に話した。

問　Aさんへの対応で最も適切なのはどれですか。

①　「息子さんの気持ちは理解できます」

②　「他の職員の考えを聞いてみましょう」

③　「好きな人ができることは素敵なことですね」

④　「亡くなったBさんのことは忘れてしまったのですか」　（　　　）

（第104回看護師国家試験より）

8 インシデントレポートで正しいのはどれですか。

①　警察への届け出義務がある。

②　法令で書式が統一されている。

③　事故が発生するまで報告しない。

④　異なる職種間で内容を共有する。　（　　　）

（第102回看護師国家試験より）

次の文章を読み、以下の問いに答えなさい。

Aさん（81歳、女性）は、6年前にレビー小体型認知症と診断された。Aさんは雨の中を1人で外出して自宅に戻れなくなり、同居している娘に発見された。その後娘が話しかけた時Aさんの反応が鈍くなったため、かかりつけの病院を受診し、細菌性肺炎と診断され入院した。呼吸器疾患の既往はない。

入院後7日、症状が軽快し、翌日退院することが決まった。消灯前にAさんが部屋にいないため探し、小刻みにすり足で歩いているところを発見した。看護師が「どうしたのか」と質問すると「そこに小さい子どもがいるので見に行きたい」と、思い詰めた表情で話した。

問　このときのAさんへの対応で最も適切なのはどれですか。

① 転倒の危険を話す。
② 小さい子どもがいる「そこ」につきそう。
③ 子ども時代の思い出を尋ねる。
④ 子どもはどこかへ行ってしまったと話す。　（　　　）

（第105回看護師国家試験より　改）

10 次の文章を読み、以下の問いに答えなさい。

Aさん（28歳、女性）は、両親と3人で暮らしている。24歳のときに統合失調症を発症し治療を開始している。Aさんは大学卒業後に一度就職したが、発症後に退職し、現在も無職である。2週間前から元気がなく、自室に引きこもって独り言を言っているのが目立つようになったため、両親同伴で外来を受診した。両親からは、1年前から便秘が続き、Aさんが薬の副作用（有害事象）を気にするようになったという話があった。

問　Aさんへの対応で最も適切なのはどれですか。

① 「薬は飲まないといけません」
② 「薬には副作用があるものですよ」
③ 「便秘は副作用ではありませんよ」
④ 「便秘の対処方法を一緒に考えましょう」　（　　　）

（第106回看護師国家試験より）

11 次の文章を読み、以下の問いに答えなさい。

Aさん（74歳、男性）は強い下腹部痛のため救急車で搬入された。Aさんは顔面蒼白で、冷や汗をかき、腹部を押さえている。一緒に来た妻は、「夫はいつも尿が出にくい。夜は、3回はトイレに行くのに、昨夜は行かなかった。今朝もポタポタとしか出なかった。便秘はしていない」と話した。Aさんは4年前に脳梗塞になり、重い構音障害があるが理解力に問題はなく、身の周りのことは全部自分でできている。搬入時のAさんは、看護師と視線を合わせることができ、問いかけにはうなずきで答えている。

問　処置を終えたAさんは、治療のため入院しました。Aさんとコミュニケーションをとるうえで適切なのはどれですか。2つ選びなさい。

① 筆談用の文房具を準備する。
② 理解を助ける絵カードを準備する。
③ 構音の間違いを直して練習させる。
④ 補聴器やメガネの使用状況を妻に確認する。
⑤ 問いかけはopen-ended-question（開かれた質問）にする。（　　　）（　　　）

※構音障害：正しく発音ができない状態。
※open-ended-question：「何ですか」「いかがですか」などのイエス・ノーで答えられない質問。

12 チーム医療で正しいのはどれですか。

① 国家資格を持つもので構成される。
② リーダーとなる職種を固定する。
③ 他施設との間で行うことができない。
④ メンバー間で情報共有して意思決定をする。（　　　）

（第105回看護師国家試験より）

13 **次の文章は、ある老人保健施設に看護師が着任した際、入居者を前に実際に行った挨拶を文章化したものです（多少脚色しています）。改めた方がよい俗語・流行語を訂正しなさい。７箇所あります。「第１章　国語常識」で学んだことも思い出しながら取り組みましょう。**

> 看護師：「皆さん！ はじめまして。このたび着任した鈴木花子と申します。私は両親が共働きで祖母に育てられたため、おばあちゃん子で、お年寄りの笑顔が大好物です。先ほど皆さんがラジオ体操をしているところを見学しましたが、皆さん、熱量がヤバいですね。初日から刺さりました。これからは皆さんに負けないようにマジで頑張って仕事をして、私（わたし）的にこのホームに爪痕を残したいと思います。
> どうぞよろしくお願いします !!」
> 高齢者たち：「…今度いらした看護師さんは随分勇ましいわね……。」

改めた方がよい俗語・流行語　　　　訂正

（①　　　　）→（　　　　）

（②　　　　）→（　　　　）

（③　　　　）→（　　　　）

（④　　　　）→（　　　　）

（⑤　　　　）→（　　　　）

（⑥　　　　）→（　　　　）

（⑦　　　　）→（　　　　）

57 5章のはじめに

これまで医療従事者に必要な国語常識、書く力、読む力、話す力について述べてきましたが、最終章はいよいよ「聴く力」です。

1 看護医療系大学・専門学校、医療現場では何を「聴く」のか

①患者の訴えを聴く

「聴く」ことは医療行為の第一歩です。病状、体調、治療への要望から退院後の不安、人生上の悩みまで、患者は様々なことを訴えます。また、言葉にならない態度、表情、顔色、視線、雰囲気などから訴えてくることもあります。医療従事者はそういったことに注意深く耳を傾け、それを治療に反映させていくことが求められます。

②同僚が発する情報を聴く

申し送りやカンファレンス等の時に、同僚の医療従事者が患者の情報を発信してくれます。それを正確に聞き、必要に応じてメモに書きとめ、患者に対応していく時に生かしていきます。

③授業、研修会などで講師の話を聴く

毎日の授業や、医療従事者となったあとスキルアップのために参加する研修会などで講師の話を聴き、ノートを取っていきます。このノートは医療従事者として生きるうえでの宝物となるでしょう。

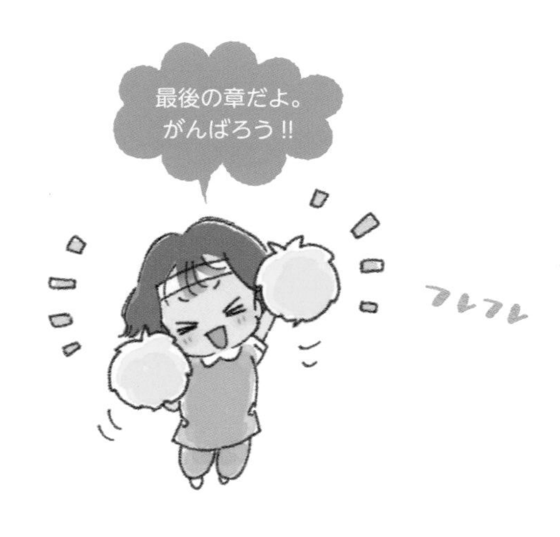

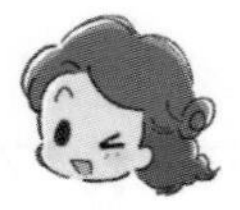

2 看護医療系大学・専門学校、そして医療現場ではどのような「聴く力」が求められるのか

①相手が訴える言葉の真意、さらに言葉にならない訴えの真意まで心を込めて真摯に聴く力

「看護」は「手」と「目」と「心」で行うものと言われています。「看」の字は、「手」と「目」に分解され、「護」は心を込めて相手を守るという意味だからです。同様に「聴」の字の中には「耳」「目」「心」という字が含まれています。このことからも、医療現場において患者や同僚の言葉を「聴く」というのは、相手がこちらに伝えたいメッセージを、耳と目と心を駆使して聴き、理解し、受け止めることが求められているとわかります。

②聴く→書くを連携させる力

人間は忘れる動物です。患者の訴えや、同僚が発信する情報などを聴いたら、それをカルテやメモやノートに書きとめておく力も求められます。耳、目、心から得た情報を文字化する。医療従事者にとって「聴く」というのは、書く行為も含めて言うのかもしれません。誤表記や主観に傾き過ぎた表現は、医療従事者同士の情報共有を妨げることにもなるので、注意が必要です。

診察は「どうしました？」の
問診から始まりますね。
「聴く力」が発揮される
シーンです。

58 傾聴する①

医療現場においては、「傾聴する」という姿勢が求められます。「傾聴する」とはどのようなことなのでしょうか。

1　傾聴の定義

「傾聴する」とは、文字通りの意味は「傾けて聴く」ということ。ただし、ここでは「聞く」ではなく「聴く」であることに注目しましょう。

聞く……自然に耳に入る。

聴く……相手の言うことに耳を傾ける。

さらに医療の現場では「耳で聴く」ばかりでなく、「目で聴く」「頭で聴く」「心で聴く」ことから患者の訴えを理解し、治療に反映させることが求められます。医療従事者にとって「傾聴する」というのは、大切な医療技術のひとつであることがわかります。

2　傾聴の基本

では、「耳で、目で、頭で、心で聴く」とは具体的にどうすることなのでしょうか。

①受容と共感の姿勢を忘れず患者や家族に接する

相手を拒絶せず、ありのままを受け入れます。

②心を込めて真摯に聴く

相手の言葉が不明瞭だったり、意味がわかりづらかったりする場合も真剣に耳を傾けます。

3　傾聴の目的

傾聴は何のために行うのでしょうか。またどのような効果が期待できるのでしょうか。

①治療に必要な患者の情報収集ができる

患者のニーズ、患者の価値観といった治療の根本となる情報を得ることができます。

②治療への患者のモチベーションが上がる

傾聴によって、「自分を理解しようとしてくれる」という思いが患者の中に芽生えます。そこから患者の「頑張って治療しよう」という気持ちにつながります。

③医療者と対象者の信頼関係が構築でき、治療への満足度が向上する

自分の思いに丁寧(ていねい)に耳を傾けてくれる医療従事者への信頼感と治療への満足度が増します。

4　傾聴の姿勢

では、傾聴の姿勢としてどのような点に気をつけるべきなのでしょうか。

①落ち着いた環境を整え、十分な時間を取る

まずは話しやすい状況を作ります。

②問いかけや聴き返しに対して、患者や家族にとって理解しやすい表現を心がける

専門用語の使用は最小限にし、必要に応じて他の表現に言い換えたり、噛み砕いたりします。それに

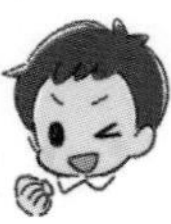

よって患者や家族の話をさらに促します。

③話を途中で遮らないようにする

まずは存分に話してもらいます。それによって話し手は話しやすくなり、傾聴する側はより患者の情報を集めやすくなります。

④「あなたの言うことを真剣に聞いていますよ」という姿勢を相手に見せる

うなずき・あいづちなどを適切に打つことで相手は安心します。さらに相手が言ったことをそのまま、または要点をオウム返しにするコミュニケーションの方法も、授業で習うのではないかと思います。

例 患者「先生から少し体重を減らすようにと言われているのだけど、逆に増えちゃったんです」
看護師「あら、増えてしまいましたか」

オウム返しにすることによって、話し手は自分の言ったことを認識することができ、聴き手は話し手が言ったことを、整理し、要約し、確認することにつながります。

⑤メモを取る

「傾聴」というのは治療やケアの一環なので、聴いたら終わりではありません。要点はメモを取り、それを治療に反映させることが大切です。メモの取り方は「62 聴いたらメモしよう② メモの取り方」で説明します。

相手を批判しないこと、意見やアドバイスをしないことも上手な傾聴のコツです。
ココに注意

「聴く」ことに徹するのですね。
なるほど

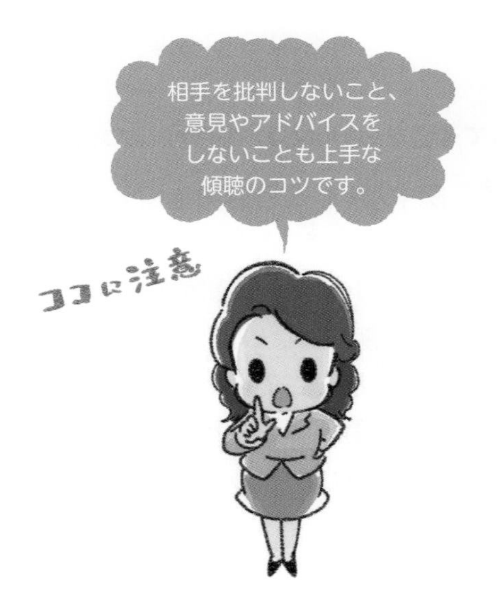

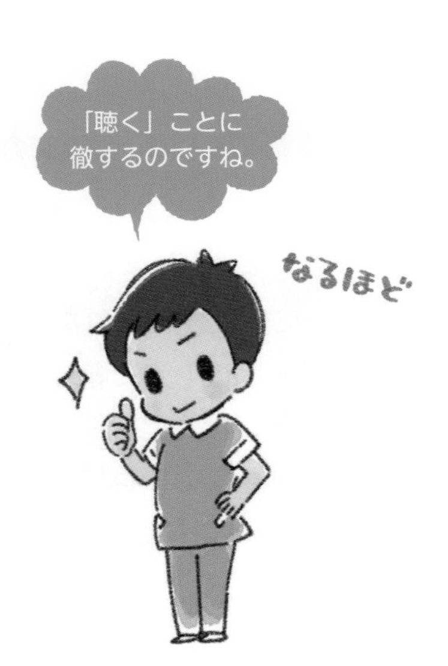

59 傾聴する②

練習問題

→答えは167ページ

問1　傾聴について正しいものはどれですか。

① 相手が話し始めるまで待つ必要はない。
② 受容的態度で聞く。
③ 相手の目を覗き込む。
④ なるべく大きな声で話す。　(　　　)

(第109回看護師国家試験より　改)

問2　痛みを訴える患者に対する共感的な対応はどれですか。

① 「さっき痛み止めを使ったばかりなので様子を見ましょう」
② 「どこがどのように痛いのですか」
③ 「痛み止めはまだききませんか」
④ 「痛いのは辛いですよね」　(　　　)

(第103回看護師国家試験より)

問3　カウンセリングの基本的態度で適切なのはどれですか。

① 同情
② 指導
③ 受容
④ 評価　(　　　)

(第103回看護師国家試験より)

問4　次の文章を読んで、看護師の対応として適切なものはどれですか。2つ選びなさい。

Aさん（42歳、男性）は、統合失調症で入院中だが、3か月の治療で症状が改善したため、退院することになった。Aさんは、統合失調症で数回の入院経験があるが、前回の退院後に拒薬がみられたため、今回は2週間に1回の訪問看護が計画されている。Aさんはアパートで1人で暮らしている。身体的な疾患はない。

退院後、看護師がAさんを訪ねると、Aさんは耳栓をしていた。アパートは静かな住宅街にあり、看護師には特に騒音は聞こえない。看護師が「どうしましたか」とたずねると、Aさんは「大勢の人が大声で喋るからうるさくてしょうがないんだよ」と言う。

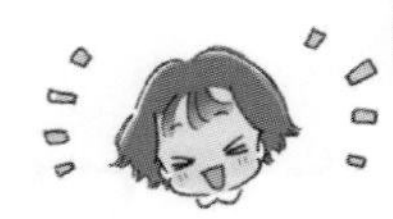

①「本当にうるさいですね」
②「お薬は飲んでいますか」
③「そんな声は気のせいですよ」
④「苦情言ったらどうですか」
⑤「どんな声が聞こえますか」

(　　　)(　　　)

(第100回看護師国家試験より)

傾聴のコツ、
わかりましたか。

はい。コミュニケーションの
不安がなくなってきました。
その調子!

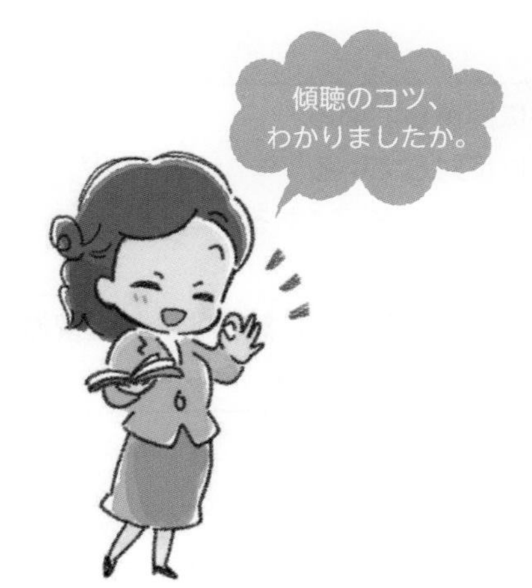

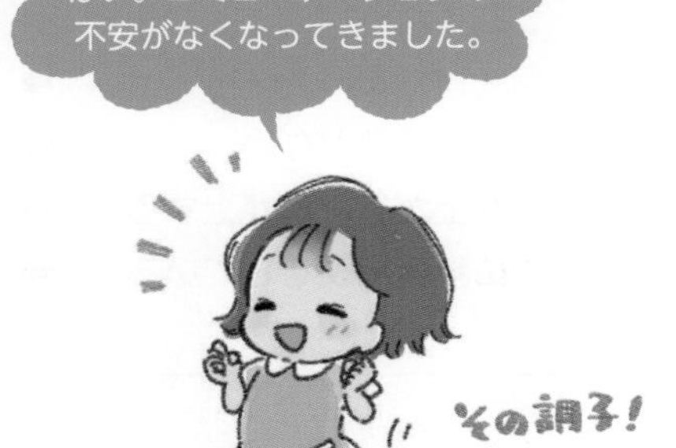

60 非言語を理解する

ここではコミュニケーションの手段のひとつ、「非言語理解」について説明します。

1　非言語の定義

まず、定義から。「コミュニケーション」とは「意思疎通」と訳され、次の 2 つに分けられます。

①言語的コミュニケーション（バーバルコミュニケーション）

例　言葉、手話、筆談、メール、LINE など。

②非言語的コミュニケーション（ノンバーバルコミュニケーション）

例　身振り（ジェスチャー）、手振り、姿勢、表情、視線、声の調子、身だしなみ、雰囲気など。

コミュニケーションを図る時、言語的コミュニケーションが相手に影響を与えるのは 1 割程度に過ぎず、残りは非言語的コミュニケーションによるものだと言われています（メラビアンの法則）。

2　非言語を理解することの重要性

医療現場においては、患者は病気や怪我の苦痛、不安、悩みなどから、自分の意思を言語を用いて明確に医療従事者に伝えられるとは限りません。そのような時には、医療従事者は患者から発せられる非言語的コミュニケーションを理解して、患者とのコミュニケーションを図る必要があります。

3　非言語的コミュニケーションのポイント

①相手から発せられる非言語を傾聴し、その意味を理解する

例

非言語	➡	意味
ほほえむ、うなずく	➡	相手に同意している
首を振る、目を背ける	➡	相手に反対している
視線が泳ぐ、落ち着きがない	➡	不安である、退屈である
話すスピードが上がる、声が上ずる	➡	興奮している
家でも自発的に歩行訓練をしている	➡	リハビリテーションに意欲的、社会復帰がしたい、自分の能力を試したい

②受容し共感する

相手の非言語の意味するところを否定せず、評価も加えず、まずは相手の立場に立って、ありのままを受け入れます。これは「傾聴」と重なるところがありますね。

③医療従事者同士が共有し、治療に生かす

非言語による訴えは、言語による訴えよりも雄弁に、患者のニーズを表すことがあります。それを的確に把握し、医療従事者間で共有したうえで治療に生かすことは、治療の成果や質を上げることにつながるのではないでしょうか。

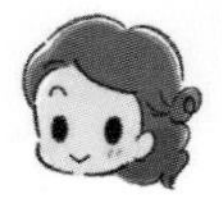

練習問題

→答えは168ページ

問1　非言語的コミュニケーションはどれですか。

①　通話　②　接触　③　筆談　④　会話　(　　　)

(第 109 回看護師国家試験より)

問2　患者とのコミュニケーションで適切なものはどれですか。

①　専門用語を用いて説明する。　②　視線を合わせずに会話する。

③　沈黙が生じたら会話を終える。　④　患者の非言語的な表現を活用する。

(　　　)

(第 104 回看護師国家試験より)

問3　情報収集で適切なのはどれですか。

①　質問の順序はどんな状況でも変えない。

②　質問は専門用語を用いるようにする。

③　イエス・ノーで答えられる質問で聴取するように心がける。

④　観察した非言語的な行動も情報になる。　(　　　)

(第 96 回看護師国家試験より)

問4　高齢者が趣味の絵画を地区の展覧会に発表したいと言ってきました。それを聞いた場合、どのような欲求の表れだと理解するべきですか。

①　自尊の欲求　②　所属の欲求　③　安全の欲求　④　生理的欲求

(　　　)

(第 105 回看護師国家試験より　改)

61 聴いたらメモしよう①

聴くことは書くことと連動します。ここでは聴く力とメモを取ることのつながりについて説明します。

1　メモの重要性（なぜメモを取るか）

皆さんも電話中に相手から聴いたことを紙に書き取ったり、友達と交わした遊びの約束などを、スマホのメモ機能に記録した経験はあると思います。なぜ聴いたらメモを取ることは大切なのでしょうか。

①聴いたことを忘れないため

皆さんは授業で「エビングハウスの忘却曲線」を習ったでしょうか。人の頭脳は何か情報を得た時、20 分後には約 40% を忘れ、1 時間後には約 60% を忘れ、1 日後には約 70% を、そして 1 週間後には約 80% を忘れると言われています。確かに得た情報をすべて覚えていたら、辛かったことや傷ついたこと、失敗等もすべて記憶に残っていて、打ちひしがれてしまうでしょう。しかし医療現場においては忘れるということは、重大な医療事故につながりかねません。それを未然に防ぐためには、何よりもメモを取ることが大切です。

②報連相に生かすため

メモを取るのは自分のためばかりではありません。患者の情報を医療従事者同士で共有することにも役立ちます。例えば患者への傾聴の内容をメモしておいて、スタッフルームに戻った時に報告したり、申し送りの時に連絡したり、メモに基づいて医療スタッフ同士相談し合ったりします。さらにカルテに転記して残すこともあります。メモを取ることは患者に質の高い医療を提供することにもつながります。

③自分の振り返りに生かすため

患者から聴いたことをメモに残す、先輩からのアドバイスをメモする、仕事中にひらめいたことをメモする……。これらは時間が経ってから見直すと、当時の自分を懐かしく思ったり、逆に反省することにつながったりします。過去を振り返り、今後のケアに生かすためにも、メモを取るということは侮れません。

④スキルアップにつなげるため

皆さんも授業やミーティングなどでメモを取っている時、はじめのうちは相手から聞いたことを一言一句逃すまいと懸命にメモしようとしますが、やがて時間が経つと、頭と手が追いつかなくなり、ポイントだけを書くことになってしまったという経験はないでしょうか。実はこれはコミュニケーションのスキルアップには重要なことです。ポイントだけを書くというのは要約力がつくことにもつながるのです。ただ、どこがポイントかそうでないかは、聴いたり読んだりする経験を積まないとなかなか身につきません。失敗を恐れず、聴いたらメモしていきましょう。

⑤信頼関係を築くため

自分の話を聴いてメモを取ってくれる人を、人は信頼します。皆さんもグループ学習やサークルのミーティングなどの時に、こちらは重要事項をしゃべっているのに、聴く側が手ぶらでいると「この人わかってくれているのかな？　大丈夫かな？」と思った経験はないでしょうか。患者のカウンセリングなどをする時、メモを取るということは「ちゃんと聴いていますよ。そしてあなたから聴いたことを大切なこ

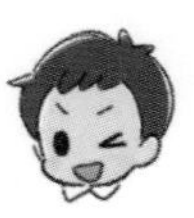

とだと受け止め、力になろうとしていますよ」というこちら側の意思表示にもつながります。

2 どんな時にメモを取るのか

医療現場は情報に満ちているので、実習中や仕事中はメモを取る機会が多いと思いますが、「メモ必須」なのは次の 2 つの時でしょう。

①患者をケアする時

患者のバイタル等はその都度カルテに記載しなければなりませんが、メモという形で記述するのは、患者からの訴えを聴いた時や、カウンセリングをした時などです。患者の訴えの内容はもちろんのこと、しぐさ、表情、雰囲気などもメモをしておきます。さらにそのメモの内容をカルテに正式に残すことも少なくありません。

②申し送りの時

これはいわゆる「業務連絡」ですから、必要な内容を正確にメモする必要があります。聴いた内容には、感想や意見といった主観を加えず、情報のみを書き取っていきます。

私、忘れっぽいから何でもメモするクセがあるけど、それでいいのね。
仕事用のメモには友達との約束まで書かない方が……。
あちゃー
仕事用とプライベート用は分けた方がいいですね。

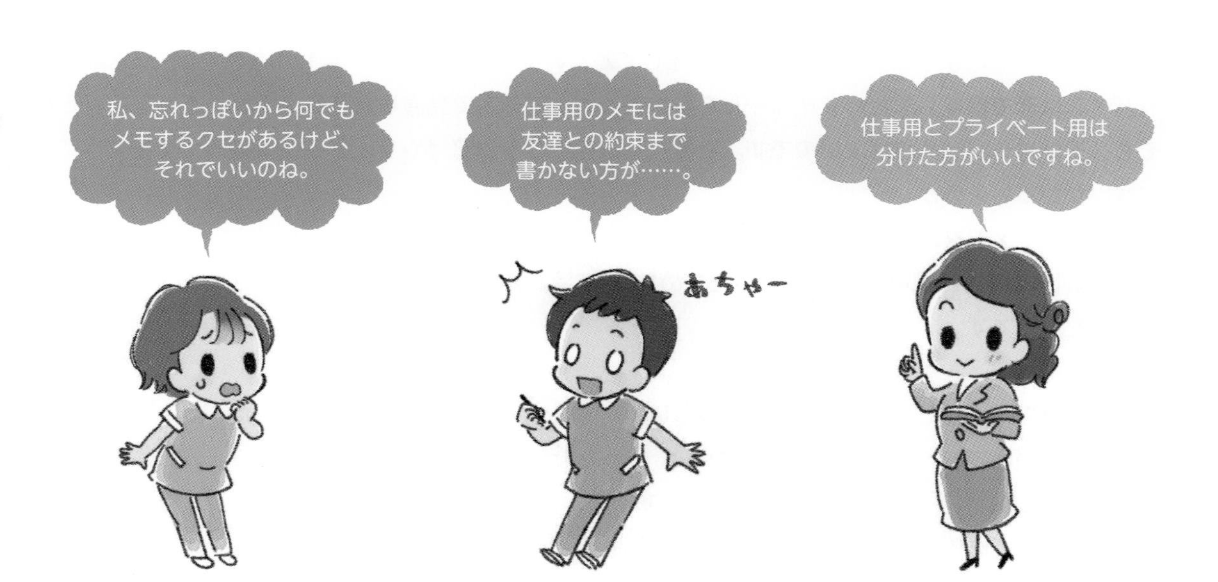

62 聴いたらメモしよう② メモの取り方

どうやってメモを取るのか

①メモにはメモ帳の使用が最適

白衣のポケットに入るポケットサイズのメモ帳は、医療従事者の必須アイテム。大切なのは紛失しないこと。メモ帳には患者の個人情報が記載されていることがあるので、うっかり落とすと情報漏洩につながりかねません。ひもやリボンをつけて首から下げるのもよいでしょう。

世間には「手を見るとその人の職業がわかる。例えば看護師は手に患者のデータやミーティングの時間が書いてあったりする」などと言う人がいますが、現在は手をメモ帳代わりにすることを禁止する医療施設が多いようです。患者の情報がむき出しになって、不特定多数に見られてしまう可能性があるからです。

②基本は 5W1H

ミーティングや申し送りなど業務連絡をメモする時に基本になるのは、次の「5W1H」です。

5W1H
- When（いつ）
- Where（どこで）
- Who（誰が）
- What（何を）
- Why（なぜ）
- How（どのようにして）

これらを書きとめることです。ただ、話す側がこのすべてを話してくれるとは限らないこともあります。それで必要な情報が得られたのならばかまいませんが、そうでないならば、不足する情報を必ず話し手に尋ねておく必要があります。

③マイルールを決める

授業のノートのようにカラフルな色分けをして書く時間はないかもしれませんが、「先生や先輩のアドバイスは赤で書く」などのマイルールを決めておくと、あとで見直した時もわかりやすいです。そもそもメモは自分が読めればよいのです。必要ならば自分なりの暗号やマークを使うなど、工夫をしてみてはいかがでしょうか。

油性ペンでメモを取ることを推奨している医療現場もあるようですね。きっかけのひとつが東日本大震災。水性ペンやボールペンで書いていたために、水に濡れたカルテやメモが読み取れなくなってしまったからだそうです。

④聴き取れなかったところはそのままにしない

必要事項が聴き取れなかったり、途中からメモを取りそびれたりしたら、必ず話した人のところに行って確認しましょう。「こんなことを聴くのは恥ずかしい」「たぶんこういうことだろう」と自己判断で終わりにすると、医療ミスにつながり、結果的に周囲に迷惑をかけてしまうことにもなりかねません。

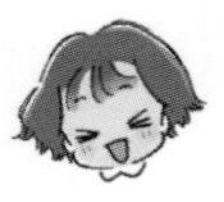

練習問題

→答えは168ページ

問1　次に示すのは、ある病棟のある日の申し送りの内容です。あなたは看護師Bさんです。申し送りの内容から5W1Hをメモに書きなさい。

「本日3月8日、123号室のAさんの胸部X線撮影を行います。咳が止まらないため、肺に水が溜まっていないか確認するためです。第2放射線室で10時30分からです。Bさんは車椅子で介助をお願いします」

【メモ】

① When（いつ）…………………(　　　　　　　　　　)
② Where（どこで）……………(　　　　　　　　　　)
③ Who（誰が）…………………(　　　　　　　　　　)
④ What（何を）…………………(　　　　　　　　　　)
⑤ Why（なぜ）…………………(　　　　　　　　　　)
⑥ How（どのようにして）……(　　　　　　　　　　)

問2　メモを取るときに大切なことは以下のどれですか。記号で答えなさい。

① メモは常にスタッフルームに置いておく。
② メモは仕事が一段落ついてから取る。
③ メモは必要な時に取り出せるように、白衣のポケットの中に入れておく。
④ メモを取る時はなるべく要約しながら書く。　(　　　)

問3　エビングハウスの忘却曲線について正しいものはどれですか。記号で答えなさい。

① 人の頭脳は何か情報を得た時、20分後には約90%を忘れてしまう。
② 人の頭脳は何か情報を得た時、1週間後でも約80%を覚えている。
③ エビングハウスの忘却曲線とは、「高齢者は、若い時のことはよく覚えているが、最近のことは忘れっぽくなる」という説のことである。
④ エビングハウスの忘却曲線は、必要事項はメモを取っておくことの重要性を示唆している。　(　　　)

63 聴いたらノートを取ろう

誤った知識の導入を避けるために、看護医療系では先生方が講義内容を読み上げ、学生がそこから必要事項を聴き取り、ノートに書くといった従来型の講義風景はあまり見られなくなりました。講義ごとに先生方がレジュメを用意してくださったり、必要事項を詳細に板書してくださったりすることがほとんどです。そうは言ってもノートが学業の大切な友であることに変わりはありません。第５章「聴く力」の最後に「ノートの取り方」について説明します。

1　聴いたらノートを取ることのメリット

①聴いたことが残る

これは「聴いたらメモしよう」のところで説明した通りです。人間は忘れる動物だからです。聴いたらノートを取ることで、記憶の定着を促し、学習の振り返りにもつながります。

②重要ポイントが見抜けるようになる

ノートを取る時は、授業の要点を見抜いたうえで、それを簡潔にまとめる力も要求されます。これは一朝一夕には身につきません。工夫を重ねていくことで、どこをノートに残すのか、ということも適切に判断できるようになります。これは患者や医療スタッフとコミュニケーションを図る時にも大いに役立ちます。

③努力の証として宝物になる

学生の皆さんは卒業までにたくさんのノートを取ることになるでしょう。そしてそれを持って実習に臨んだり、国家試験を受験したりします。医療従事者となったあとも、折に触れて読み返したりすることになるでしょう。苦楽を共にしたノートは、皆さんにとって宝物になります。

2　ノートの基本

どんなノートを用意するかは、入学後のオリエンテーション等で、学校側から説明があるかと思います。「解剖生理学は解剖図を書いたりするのでA4サイズ指定」などというように。もしも説明がない場合のオススメは、以下のようなノートです。

❶ **各科目授業用ノート**…ルーズリーフ＋バインダー型で、インデックスをつけるものでもOK。

❷ **実習用ノート**…実習準備、実習後振り返り、実習後レポート作成に生かします。「メモ帳」とは別にノートを用意しましょう。

❸ **定期テスト用ノート**…定期テスト前にテスト範囲をまとめ直したりします。

❹ **国家試験対策用ノート**…国家試験対策講座の授業内容を聴き取ったり、過去問を解いたりする時に使います。

さらに私がお勧めしたいのは、

❺ **弱点ノート**…何度も失敗した手技のやり方、テストで間違った問題などを書きます。自分の弱点がわかり、振り返りに役立ちます。

本当にたくさんのノートが必要ですね。お気に入りのノートを買いに行ってくださいね。

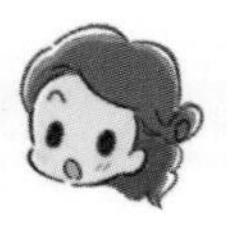

3　聴いたらどこを書くか

①先生が「ここ重要！」とおっしゃったところ

最近の先生方は優しいので、「ここが重要だよ」「ここテストに出すよ」「ここは国家試験に何回も出ているよ。ちゃんとノートに書いて！」と教えてくださいます。そこは漏らさずノートに書くようにしましょう。さらに先生が「ここ重要！」とおっしゃったところは、赤ペンで書く、マーカーで線を引く、など目立たせておくことも大切です。テストの時も、国家試験の時も役立ちます。万が一、聴き漏らしてしまったら、クラスメートなどに教えてもらいましょう。

②先生が熱く語ったところ

先生が何度も繰り返したり、大きな声でおっしゃったりしたところは、授業のポイントです。やはり赤ペンで書いたり星印をつけたりして、テスト前に見直しやすいようにしておくことが大切です。

4　ノートのポイント

①余白を十分に取ろう

書き込みのスペースを十分にとることで、ノートがごちゃごちゃすることを防ぐことができます。

②試験前には書き直そう

書き込みが多かったりすると、どうしても見づらく、わかりづらくなります。できれば記憶が鮮明なその日のうちに、遅くとも試験前にはノート整理をしましょう。それによって復習にもつながります。

③解剖図などは自分で書いてみよう

人体の構造や仕組みなどは、講義を聴いただけではイメージがわかないことが多いのです。上手でなくても解剖図などは自分で手を動かして書いてみることで理解しやすくなります。どうしてもうまく書けないなら教科書の図の上にトレーシングペーパーを乗せ、上からなぞるという方法もお勧めです。

④マイルールを決めよう

これはメモの取り方でも説明した通りです。キーワードは赤で書いたり、先生が「ここが重要だよ」とおっしゃったところは、すかさずマーカーで線を引く、といったことも忘れずに。

⑤たまには見せ合おう

友達同士でノートを見せ合うことで、自分にはないレイアウトの仕方や書き込みの工夫などを学ぶことができます。

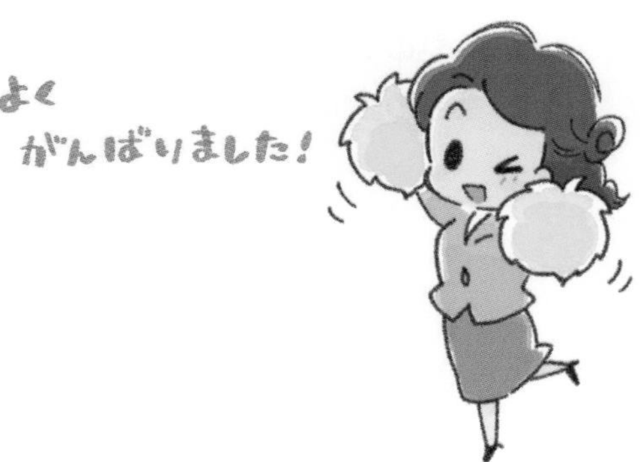

復習テスト

5章　聴く力

➜答えは169ページ

1　次の文章を読んで、以下の問いに答えなさい。

Aさんは1人で暮らしている。血管性認知症があり、降圧剤を内服している。要介護1で週3回の訪問介護と週1回の訪問看護を利用している。最近ではAさんは日中眠っていることが多く、週1回訪ねてくる長男に暴言を吐くようになっている。

問　Aさんの長男の話を傾聴したとして、訪問看護師の長男への対応で最も適切なのはどれですか。記号で答えなさい。

① デイサービスの利用を提案する。
② Aさんを怒らせないように助言する。
③ Aさん宅に行かないように助言する。
④ 薬の内服介助をするように提案する。

（　　　）

（第103回看護師国家試験より）

2　非言語的コミュニケーションで正しいのはどれですか。記号で答えなさい。

① 視線は対象者よりも上から見るようにする。
② 非言語的コミュニケーションには姿勢やジェスチャーが含まれる。
③ 忙しい時は立ったまま話をしてもよい。
④ 非言語的コミュニケーションは対象者との信頼関係を作りにくい。

（　　　）

3　患者とのコミュニケーションで適切なのはどれですか。記号で答えなさい。

① 否定的感情の表出を受け止める。
② 正確に伝えるために専門用語を多く使う。
③ 会話の量と信頼関係の深まりは比例する。
④ 患者の表情よりも言語による表現を重視する。

（　　　）

Aさんが在籍する看護大学では、翌週の実習を前に、担当教員が次のような告知をしました。文章を読んで、以下の問いに答えなさい。

3月10日の「患者への日常生活援助実習」の進行について説明します。9時から9時15分までカンファレンス。これは全員が参加してください。その後病室に移動して9時30分から実習開始です。1班は1号室。2班は2号室です。日常生活援助実習の内容は、1班はトイレ介助、2班は車椅子移乗です。全員が前日までに、担当患者の既往症を指導看護師より確認しておいてください。以上です。

問　Aさんは1班です。下記の実習メモを完成させてください。

実習名：(　　　　　　　　　　)
月日：(　　　　　　　　　　)
9：00~9：15：(　　　　　　　　　　)
9：30~：(　　　　　　　　　　)
場所：(　　　　　　　　　　)
実習内容：(　　　　　　　　　　)
前日までにしておくこと：(　　　　　　　　　　)

5　ノートの取り方で正しいのはどれですか。記号で答えなさい。

① できるだけたくさんの情報を書けるよう、詰めて書いた方がよい。
② ノートは個人のものなので他人には見せない方がよい。
③ あとで補足できるよう、余裕を持って書いた方がよい。
④ ルールを自分なりに決め、そこから決して外れないように書いた方がよい。　(　　　)

6　ノートの活用の仕方で不適切なのはどれですか。記号で答えなさい。

① インデックスをつけて、見やすくする。
② 間違ったところは直ちに消して新しく書き直す。
③ 友達のノートの優れたところを自分のノートにも活用させてもらう。
④ 授業ノートは、定期テストはもちろん国家試験にも活用できる。　(　　　)

MEMO

解答・解説

1章　国語常識

練習問題

02 →本文009ページ

答

①×　看護師　②×　患者　③×　医療
④×　衛生士　⑤○　⑥×　脳死移植
⑦×　増殖　⑧×　増加　⑨×　低下
⑩×　解熱剤

解説

①「患」と「士」が間違っていますね。②「かんじゃ」とは「患っている者」と、意味から理解しましょう。③「やまいだれ」で「療」と書きましょう。④確かに「衛星」という漢字もあるので、間違いやすいですね。⑥「脳」と「植」に直します。⑦「増」も「殖」も「ふえる」という意味です。⑧「増える、加わる」と、意味から正しく覚えましょう。⑨「増加」の反対語です。⑩間違いやすい漢字。意味からすると「下熱剤」でもいいような気がしますものね。

04 →本文012ページ

答

問1　①えしゃく　②さっきゅう(そうきゅう)　③びょうそう　④せじゅつ（しじゅつ）　⑤ひっぱく　⑥はたん　⑦みぞう　⑧りんり　⑨とうじ　⑩けう

問2　①せつな　②○　③ゆえん　④いわゆる　⑤ゆうぜい　⑥るふ　⑦ぜんじ　⑧かんすい　⑨じゅんしゅ　⑩○

問3　①とうつう　②せいしき　③うぶごえ　④こんすい　⑤しんきゅう　⑥だぼく　⑦みびょう　⑧ふしゅ　⑨せんぷく　⑩ぜんそく　⑪かっけ　⑫だたいざい　⑬やけど　⑭しゃふつ　⑮ぎょうこ　⑯そうしょう　⑰どうみゃくりゅう　⑱しゅひ　⑲かし　⑳ようつう　㉑じょうみゃく　㉒あえ　㉓ほうごう　㉔しび　㉕しかん　㉖いた　㉗まっしょう　㉘い　㉙びょうが　㉚うず　㉛あくび　㉜むくろ　㉝めまい　㉞りかん　㉟じょくそう　㊱きおうしょう　㊲じゅうとく　㊳しゅうれん　㊴どうこう　㊵まひ

解説

問3　①ずきずき、うずうず痛むこと。④意識を失った状態。⑦まだ発症していない病気。または病気のもと。⑧むくみ。⑨かくれ潜むこと。また、菌が体内に潜んでいて、発症していない状態。⑪ビタミンB_1の欠乏症。⑫「堕胎」とは「妊娠中絶」のこと。⑭器具や衣類などについた菌を熱湯で煮て殺すこと。⑯体にできた傷。⑰動脈が部分的に瘤(こぶ)状になる疾患。⑱秘密を守ること。「守秘義務」は、刑法第一三四条第一項と保健師助産師看護師法第四二条の二で定められています。⑲脚部(きゃくぶ)のこと。㉒困難な状況で苦しむこと。㉙病気で床につくこと。㉜死骸(しがい)。死体。㉞病気にかかること。㉟床ずれ。㊱過去にかかった病気。㊲症状が重く生命に危険があること。㊳収縮すること。㊴「瞳孔の拡大」は「心臓停止」「呼吸停止」とともに「死の三条件」のひとつ。

08 →本文021ページ

答

問1　①ウ　②ウ　③イ　④エ　⑤エ

問2　①エ　②エ　③ウ　④オ　⑤ア

解説

問1　①「チョウメイ」は「澄明」と書き、「澄みきって明るいこと」。アは「誇張」。イは「超絶」。ウは「清澄」。エは「特徴」。②「ケンチョ」は「顕著」と書きます。ア「穏健」は「おだやかで健全なこと」。イは「賢明」で「適切な判断が下せる状態」。ウは「顕微鏡」。エ「謙虚」。③「コトに」は「殊に」または「異に」。ア「珠玉」は「美しく優れたもの」のこと。イ「殊勝」は「ほめる価値があること」。ウ「言づけ」は伝言。エ「事事しい（事々しい）」は「大げさだ」。④「スイイ」は「推移」。アは「遂行」。イは「熟睡」。ウは「衰退」。エは「推察」で「相手の事情や心を思いやること」。⑤「イゲン」は「威厳」と書き、「堂々としていて、おごそかな様子」。アは「偉大」。イは「委託」で「人に頼んで代わりにしてもらうこと」。ウは「営為」で「営み」のこと。エは「猛威」で「激しい勢い」。

問2 ①「代」。「新陳代謝」は「古いものが次第に去って、新しいものがこれに代わる現象」。ア「体」。イ「大言壮語」は「自分の力以上の大きなことを言うこと」。ウ「待」。エ「代」。オ「対」。②「現」。「具現」は「具体的に現すこと」。ア「限」。イ「原」。ウ「源」。エ「現」。オ「言」。③「端を発する」は「そのことがきっかけとなって騒ぎや事件などが起こること」。ア「単」。イ「探」。ウ「端」。エ「誕」。オ「担」。④「増ショク」の「ショク」は「殖」。「植」と書かないように気をつけましょう。「殖」は「増える」という意味。ア「飾」。イ「職」。ウ「食」。エ「植」。オ「殖」。「殖産興業」は「生産を盛んにし、新しい産業を立ち上げること」。⑤「バイ養」は「培養」。「純粋培養」とは「他の種類のものが混ざらない状態で育て増やしていくこと」。ア「培」。イ「倍」。ウ「媒」。エ「賠」。オ「買」。

11 →本文026ページ

答

問1 ①ウ ②ア ③エ ④イ

問2 ①こうげんれいしょく オ ②せっさたくま ア ③めいきょうしすい ウ ④ようとうくにく キ ⑤こうとうむけい イ ⑥けんどじゅうらい（けんどちょうらい） ク

問3 ①イ ②イ ③ア ④イ ⑤ウ

解説

問1 ①「金字塔」は「きんじとう」と読み、「永く後世に伝わるような優れた著作や事業」のこと。「この打者の二千本安打は野球界の金字塔だ」などと使います。②「形而上」は「けいじじょう」と読み、形を持たないもの、つまり「抽象的なもの」を意味します。対義語は「形而下」、形を持つものを意味します。③「しきんせき」と読みます。「4月の新人戦は、1年生がどのくらいチームに貢献できるかの試金石になる」などと使います。④「あおじゃしん」と読みます。「看護師免許を手にしたら、看護師としてどのような人生を送りたいか、青写真を描いておくといいよ」などと使います。

問3 ①「悪事千里を走る（行く）」で考えると、わかりやすいですね。②「あびきょうかん」と読みます。③書くときは、「異句（区）同音」としないように。④「いきけんこう」と読みます。⑤「いちもうだじん」と読みます。

15 →本文035ページ

答

①オ ②D ③ク ④H ⑤エ ⑥A ⑦ア ⑧G ⑨カ ⑩E ⑪コ ⑫I ⑬ケ ⑭J ⑮ウ ⑯B ⑰キ ⑱C ⑲イ ⑳F

解説

⑦「虎を画いて狗に類す」は、「実力のない者が英雄を気どっても、逆に軽薄になること」。⑨「蓬麻中に生ずれば扶けずして自ら直し」は、「蓬は普通地にへばりつくようにして生えるが、真っすぐ伸びる麻の中に生えると蓬までもが真っすぐ伸びる」が元の意味。

17 →本文039ページ

答

①漁夫（父）の利 ②五十歩百歩 ③朝三暮四 ④人間万事塞翁が馬 ⑤鳴かず飛ばず

解説

①「二者が争っている間に第三者が利益を横取りすること」という意味で使われます。②「似たり寄ったりで本質的には違いがないこと」という意味です。似た言葉に「目くそ鼻くそを笑う」もあります。一緒に覚えておきましょう。③「表面的な違いに惑わされて、内容が同じであることに気づかないこと」、または「相手を言葉巧みにだますこと」という意味。④⑤ 38ページで意味を確認しておきましょう。

19 →本文043ページ

答

問1　③

問2　②

問3　じめん

問4　①

問5　③

問6　②

問7　辞めさせていただきます

解説

問7　誤答の２つは「書かせていただきます」「読ませていただきます」が正しい。２つとも五段活用動詞であるため。

22 →本文048ページ

問1　⑤

問2　②

問3　①イ　②ケ　③コ　④エ　⑤ウ　⑥オ　⑦ク　⑧キ　⑨カ　⑩ア

問4　（解答例）①０歳時における平均余命。②継続的に医療や介護を必要とせずに生活できる期間。③病原性を無毒化・弱毒化した病原体からできている。接種することで、その病気の免疫力がつく。④症状が急に現れる時期。病気になり始めの時期。⑤「細菌」も「ウイルス」も感染症を引き起こす微生物である。「細菌」は光学顕微鏡で見ることができ、栄養源さえあれば複製、増殖する。「ウイルス」は「細菌」より小さく、一般に光学顕微鏡で見ることはできない。「ウイルス」は他の生物の細胞を利用して自己複製する。

問5　①ドナー　②aイ　bウ　cア　③dキ　eカ　fク　gオ　hエ

解説

問1　「インフォームド・コンセント(informed consent)」の「コンセント」を「コンセプト（concept　概念)」と間違えないようにしましょう。①はセカンド・オピニオン。②はトリアージ。③はリピーター。④は院内感染。

問2　①と間違いやすいので注意。③は2020年頃から社会問題化している「ヤングケアラー（young carer)」のこと。

問5　②「被災者は時間が経ってから」は「自然災害に遭って心身ともに被害を受けた人は、その後しばらくしてから」と解釈できるので、bにはウ「PTSD（心的外傷後ストレス障害)」しか入りません。それに合わせてcには「心の健康」を意味するア「メンタルヘルス」が入ります。

23 →本文051ページ

答

問1　①オ　②イ　③エ　④ウ　⑤ア

問2　ウ

問3　③

解説

問1　③にウ「その結果」を、④にエ「そして」と答えた人もいるかもしれませんが、④以降は「なぜ」の結論が書いてあるので、④には、結論・結果を導く順接の接続詞「その結果」が入ります。

問2　「および」は追加の接続詞でandの意味です。

問3　①②は「追加」、③は「選択」です。③では「森鷗外の職業は軍医か作家の一方だ」という意味になってしまいます。

24 →本文053ページ

①ください　②ない　③ない　④ない　⑤ない　⑥ない　⑦だろう（または「はずだ」)　⑧ようだ　⑨なら　⑩ても　⑪まい　⑫か　⑬ない　⑭ください　⑮か

解説

①「どうぞ～ください」で希望。②③④⑤「決して・二度と・めったに・いまだに～ない」で否定。⑥「必ずしも～ない」で部分否定。⑦「たぶん～だろう(はずだ)」で推量。⑧「まるで～ようだ」でたとえ。⑨「もし～なら」で仮定。⑩「たとえ～ても」で仮定。⑪「ま

さか～まい」で否定の推量。⑫「なぜ～か」で疑問。⑬「とうてい～ない」で否定。⑭「ぜひ～ください」で希望。⑮「はたして～か」で疑問・反語。

復習テスト

→本文054ページ

答 と 解説

1

問1　a ②　b ④　c ①　d ⑤　e ③

問2　f 馬　g 子

2

①a　②b　③a　④a

3

[容態と評価]

①「異和感」は「違和感」が正しい。

②「おそらく冷えによる血流の低下だろう。」または③「おそらく」を取り、「原因は、冷えによる血流の低下だった。」のどちらかにしよう。

④「気の置けない」を「打ちとけない」「遠慮のある」などに。「気の置けない」とは「遠慮する必要がない」という意味。

[看護内容]

⑤「B医師の指示に基ずき、」の「基ずき」は「基づき」が正しい。送り仮名の「づ」と「ず」を正確に。

⑥「新珍代謝を促した。」の「新珍代謝」は「新陳代謝」が正しい。四字熟語は意味とともに正しく身につけよう。

⑦「症状は改善して、解放に向かった。」の「解放」は「快方」が正しい。同音異義語に注意しよう。

[振り返り]

⑧「一言が刺さった。」の「(心に)刺さった」は「心に響いた。」または「嬉しかった。」とすべき。流行語、俗語は使用しないようにしよう。

⑨「患者の細かいところまで感心を持つことを」の「感心」は「関心」が正しい。最も間違いやすい同音異義語のひとつ。

⑩「忘れずにきめ細かなケアを実践し」の「忘れずに」のところで「忘れずに、」と読点を打とう。

⑪一文が長過ぎるので、「実践し、」を「実践したい。」として文を区切ろう。

⑫「患者のEBMの向上に」のEBMは「根拠に基づく医療」のこと。ここでは「QOL(生活の質)」が適切。

⑬「勤めることで」の「勤める」は「努める」が正しい。

⑭「信頼して欲しい」の「信頼する」の主語は患者。ここだけ主語が違う。「患者からの信頼を得たい」に変えよう。

⑮「と思います。」の「思います」だけ文体が敬体。「思う」と常体に変えよう。

2章　書く力

練習問題

27

→本文061ページ

答

問1　生活習慣病の増加による医療費負担が、国家予算を圧迫しかねない状況にまで来ている。厚生労働省は、21世紀、国民の2人に1人はがんにかかり、3人に1人ががんで死ぬ、と警告する。現に(、)1981年以来、日本人の死亡原因の第1位は(、)がんである。日本人がかかりやすいがんとして、肺がん、大腸がん、胃がんが挙げられる。しかし(、)がんは(、)早期発見、早期治療で治る病気になりつつある。生活習慣に気をつける一方で、定期的ながん検診の受診が求められる。

※(　)の中の読点は省略可。

問2　母親が嬉しそうに、こちらにやってくる我が子を抱きしめた。

問3　私は、看護師と医師のところへ行った。

解説

問2　母親の様子は「嬉しそうに」ですから、そのあとに読点を打ちます。

問3　「私」の行き先にいる人が「2人」ということは「看護師と医師」ということになりますから、「私は」のあとに読点を打ちましょう。

35 →本文076ページ

答

問1

①事実　②事実　③事実　④事実　⑤意見
⑥意見　⑦事実　⑧意見　⑨意見　⑩事実
⑪意見

問2

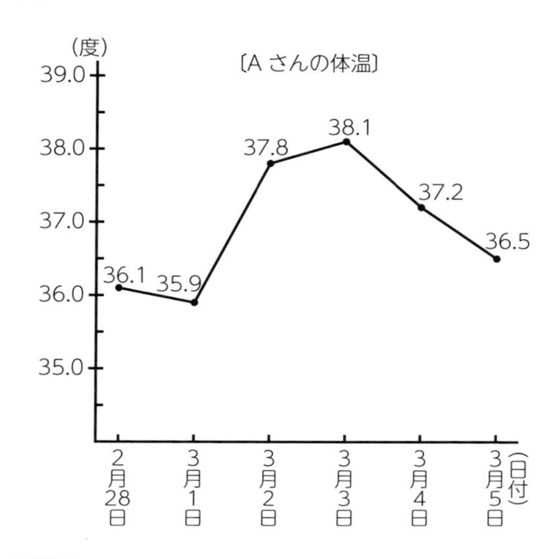

解説

問1

①変異した新型コロナウイルスの猛威について紹介している。②英国の変異ウイルスの特徴を説明している。③変異した新型コロナウイルスの詳細は不明であると現状説明をしている。④政府の対策を紹介している。⑤水際対策の限界を指摘し、流行に備えることを促している。⑥リスク評価を勧めている。⑦ウイルス解析の現状について紹介している。⑧大学や研究機関との連携を訴えている。⑨検査会社への監視について改善を求めている。⑩英国の対策を紹介している。⑪今後の諸対策のいっそうの強化を主張している。

問2　体温の変化を表したいので、折れ線グラフが適切でしょう。縦軸に体温を、横軸に日付を書きます。そして、

・タイトルを書く。
・目盛りをつける。
・単位を書く。
・数値を記入する。　ことを忘れずに。

37 →本文081ページ

答

③

解説

医療現場における情報は「主観的情報」と「客観的情報」に分けられます。主観的情報とは、患者が言葉で表現した感情、願望、身体的状況などを述べたもの。客観的情報とは具体的な事実や観察によって得られるバイタルサイン、検査データなどです。①の「尺度で測定された」とは「数値化された」ことを意味します。例えば「昨日の不安を10とすると今日は8」。従って、尺度で測定された患者の心理情報は客観的情報です。②の「患者の不安」は①のように尺度で測定されていない限り、主観的情報に分類されます。④の「既往症」は客観的情報です。

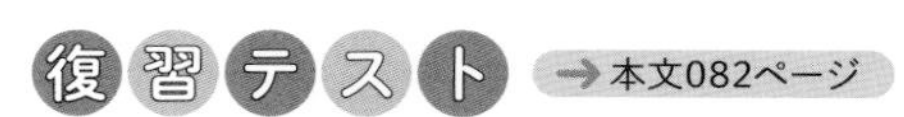

答

1

②

2

④

3

（解答例）医療者は患者が死の直前になっても頑張ることを強制し、治療をしてきた。家族も激励を続けた。今の医療からすると嘲笑されるかもしれないが、本人にがんを告知しない時代ではそれが当然で、最大の愛と思いやりだと信じていた。しかし、今考えるとむしろ私たちと家族が満足する医療をしてきたようだ。

4

①h　②g　③i　④m　⑤a　⑥e
⑦n　⑧c　⑨k　⑩t　⑪q　⑫d
⑬s　⑭j　⑮r　⑯o　⑰b　⑱f
⑲l　⑳p

5

問1　①オンライン診療を見学して

問2　⑥ b　⑦ d　⑧ e　⑨ c　⑩ a
⑪ g　⑫ f

6

① c　② a　③ g　④ b　⑤ f
⑥ h　⑦ d　⑧ e

解説

1

看護記録は看護終了後できるだけ速やかに記載する必要があります。①看護記録は法的資料としても用いられるものであり、修正液などを使って修正すると、改ざんの疑いがかかる恐れがあります。疑わしい修正方法は避ける必要があります。間違えた場合は二本線を引き、その上に署名あるいは押印して訂正します。③看護記録は患者の個人情報が記載されているのでむやみにコピーをするべきではありません。④看護記録は２年間の保存が義務づけられています。

2

看護師の感想は看護師の「主観」であるため、看護記録には記載の必要がありません。ただし、ケア中に聞き取った「患者が漏らした感想」は患者の情報として看護記録に記載する必要があります。①患者の訴えたことは患者の情報として看護記録に記載する必要があります。②患者に実施したケアの内容は看護提供の証拠のひとつに該当するため、看護記録として記載する必要があります。③患者の変化は、看護師が提供したケアが適切だったかどうかを表すものになります。従って、記載する必要があります。

3

第１段落１文目と第２段落にある筆者の意見や考えをまとめます。第１段落２文目以降の具体例はできるだけ省きます。第２段落２文目にある「当時」の状況は、１つを代表させればよいです。最後に全体を常体に直します。

4

③と⑦、⑭と⑮を逆にしないようにしましょう。⑧⑨⑩⑪⑫は経過記録の「結果／評価」をヒントに答えを決めましょう。

5

問2　⑥と⑨は客観的事実に該当するｂとｃを答えます。内容からすると⑩がｇ、⑪がａでもよいように思えますが、文末「考えた。」「感じた。」から判断しましょう。皆さん自身が文を書く時も「意見・考察」にも「感想」にも受け取られるような内容だったら、「意見・考察」には「考えた。」を、「感想」には「感じた。」を使うのもひとつの手です。

6

テーマ（論点）と結論は対応させる必要があるので、「検討」つながりで③はｇ、⑥はｈとなります。⑥の答えであるｈは、ｆより具体的に説明したものなので、ｆは⑥よりも前にきます。従って⑤がｆ、⑥がｈです。

３章　読む力

練習問題

40 →本文091ページ

答

①歩きながら考える
②考えたあとで走り出す
③走ってしまったあとで考える
④考えたあとで歩き出す

解説

問題文はイギリス人、フランス人、スペイン人、ドイツ人、日本人の「たち」、つまり「国民性」について述べたものです。ここは「イギリス人は」「フランス人は」「スペイン人は」「ドイツ人は」と主語に注目して素直に考え、そのあとを抜き出しましょう。「歩き出したら、もうものを考えない」というのは、「考えたあとで歩き出す」を噛み砕いて説明したものです。噛み砕く前の「考えたあとで歩き出す」の方を答えましょう。

46 →本文104ページ

答

問1 ①棒グラフ ②昭和24年（1949年） 2,696,638人 ③令和元年（2019年） 865,234人 ④昭和48年（1973年） 2,091,983人 ⑤昭和41年（1966年） 1,360,974人 ⑥折れ線グラフ ⑦平成17年（2005年） 1.26 ⑧1.36 ⑨（解答例）出生数の年次推移を見ると、昭和24年の2,696,638人をピークに減少し、昭和41年には1,360,974人まで減少している。その後上昇に転じ、昭和48年に2,091,983人と2度目のピークを迎えるが、その後は減少傾向が続いており、令和元年には865,234人と最少の出生数となった。合計特殊出生率も出生数とほぼ連動している。平成17年には1.26と最低の合計特殊出生率となった。令和元年の合計特殊出生率は1.36である。

問2 ①東日本大震災が起こったから。 ②生活習慣病 ③生活習慣の変化。具体的には高カロリーかつ高脂肪の欧米型食生活。デスクワーク中心の仕事による運動不足がもたらす肥満。生活上のストレスを喫煙や飲酒で紛らわすこと。など。④老衰 8,477人 ⑤長寿化 ⑥（解答例）第一に、わが国の死因の10位までの中に生活習慣病が5つ入っていることだ。欧米型食生活、運動不足、ストレスといった生活習慣が死亡原因につながっていることがわかる。第二に老衰による死亡数が増加したことだ。平成23年と平成24年を比べると8,477人も増えている。これは長寿化によるものである。第三に平成23年に不慮の事故による死亡数が多かったのは、東日本大震災があったからである。

解説

問1 ②③④⑤⑦⑧はグラフに示してある年と人数をそのまま表記すればよいのです。ここでキーワードを確認しておきましょう。

・第1次ベビーブーム…昭和22～24年生まれ。「団塊の世代」とも言います。

・第2次ベビーブーム…昭和46～49年生まれ。「団塊ジュニアの世代」とも言います。

・ひのえうま…干支（えと）のひとつ。60年に1度訪れる。丙午（ひのえうま）の年に生まれた女性は「気性が荒い」「婚家に災いをもたらす」などの言い伝えから、出産を控える傾向があります。

問2 ①「不慮の事故」とは自然災害、交通事故等を指します。平成23年は2011年。2011年3月11日に起こった自然災害を答えましょう。② 日本人の死亡原因については、戦前は結核などの感染症で亡くなる人が多く、戦後は生活習慣病で亡くなる人が増えた、というのは医療を志す皆さんにとっては基本的知識ですね。③生活習慣は食、運動など、複数の角度から具体的に説明するのがコツです。④⑤長寿化とともに老衰による死者が増えたことは、きちんと説明できるようにしておきましょう。⑥説明する項目が2つ以上になるときは、「第一に、第二に、第三に、」「まず、次に、そして、」など順序を表す副詞を使って説明するとわかりやすくなります。

47 →本文107ページ

答

問1 ①たしなめる ②ものものしい ③やぶさかでない ④かこつけて ⑤うそぶく（「うそぶいた」も可）

問2 ① a ② b ③ b

解説

問1 ①「悪いところを直すように注意する」という意味の「たしなめる」を入れます。②「大げさな様子」という意味の「ものものしい」を当てはめます。③「快く～する」という意味の「やぶさかでない」が正解。④「都合のよい口実にする」という意味の「かこつける」を、あとの（、）につながるように「かこつけて」に変えます。⑤「何も知らないかのようにとぼけること」という意味の「うそぶく」を答えます（ちなみに「いかがなものか」とは遠回しに批判、非難する意味です）。

問2 ①「うそぶく」とは「何も知らないかの

ようにとぼけること」。従ってａが正解。②「やぶさかではありません」とは、ここでは「快く～します」ということ。それに近いのはｂ。③「たしなめた」とは「悪いところを直すように注意した」という意味なので、正しいのはｂ。

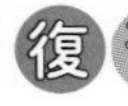
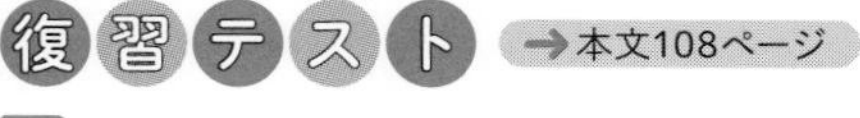

復習テスト →本文108ページ

答

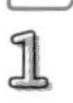

1

④

2

①ｂ　②ａ　③ｂ

3

問１　②

問２　③

問３　③

問４　①

問５　⑤

解説

1

図表の読解＋知識で読み取る問題。看護医療系の学生である皆さんなら、2009年の臓器移植法改正のポイントは、

１　それまでの15歳以上に加えて、15歳未満でもドナー候補になれる。

２　ドナーカードなどで臓器提供の意志を表示していない場合は、家族の承諾があればドナー候補になれる。

ということは知っていると思います。高校の現代社会の教科書にも掲載されています。従って改正ポイント１と２を満たしているのは、表のＡとＣ。

2

①Ａ子の「遠慮させていただきます」とは「お断りします」の婉曲表現です。従ってｂ。②これは表情や口調にもよりますが「私でいいんですか」とは「私でよければ引き受けます」といった意味を言外に含んでいる場合が多いですね。従ってａ。③「いかがなものか」とは非難や批判や疑問の表現です。

3

冒頭の［　］でくくった部分のことを「リード文」と言います。それまでのあらすじの紹介などが書いてあります。まず、全体の文章構造を理解しましょう。

・L.1~L.15　小学校三年生の「ぼく」が「千絵子」のランドセルにウサギを入れたこと。それについての激しい自責の念。

・L.16~L.22　念願通り山の診療所の医者になった現在の「ぼく」。

・L.23~L.87　浪人時代の回想。予備校の夏期講習の申し込みのため徹夜をする。「千絵子」と共通の未来を語り合い、心おどるひとときを過ごす。

問１　文章構造の問題。「暮れるのが早い、山に囲まれた村」とは、現在「ぼく」が勤務している山の診療所がある風景でもあり、「ぼく」と「千絵子」が過ごした土地の風景でもあるわけです。この２つの風景をつなぐ文が傍線部Ａということになります。現在の風景を見ながら過去を回想しているので正解は②。「心象」とは心に浮かぶ風景や思いのこと。④と間違えがちですが、「対比的」とは「正反対」のニュアンス。リード文の３行目に「よく似ていた」とあるので、「対比的」は当てはまりません。

問２　比喩表現から「ぼく」の心情を読み取る問題。「ぼく」の腕が憧れの「千絵子」のなめらかな肌に当たった時の初々しい震えを「生物実験のカエルの足のように身を縮めた」と表現しています。

問３　「ぼく」と「千絵子」の人間関係、そして「千絵子」の心情を読み取る問題。「穴」とは「ぼく」が「千絵子」に書いた手紙を書いては消し、書いては消しするうちにできた穴のこと。なぜ書いては消し、書いては消したのかというと、「正直に謝りたい」、でも、「正直に書いたら千絵子に嫌われる」、この２つの気持ちの間で「ぼく」は揺れ動いていたからです。「おれです。すいません」の文面と「穴」から、自分への思いと謝罪の気持ちを「千絵子」は理解し、許せるようになったわけです。

問4 心情理解の問題。L.80~L.82に注目。「ぼく」と「千絵子」は共に経営する山の診療所の方針や、2人の間に生まれてくる子どもといった空想を語り明かします。それは寸暇を惜しんで勉強に励む、他の受験生たちに申し訳ない気持ちになるほど「心浮き立つ」語らいだったわけです。従って正解は①。

問5 「ぼく」と「千絵子」の人間関係を読み取る問題。「千絵子」の「田舎のお医者さんの奥さんていうイメージはすてきね。なってみようかな。」と「ぼく」との結婚を思わせる発言をしています。そして「千絵子」の「ねぇ、ほんとにやってみない」の一言に、「ぼく」は「もちろんだ」と「照れずに」応(こた)えています。「千絵子」との未来を単なる空想で終わりにせず、確実なものにするための「ぼく」の決意が表れています。従って正解は⑤。

4章 話す力

練習問題

49 →本文117ページ

答

問1 ① c ② a ③ b

問2 ① b ② a ③ a

解説

問1 ②例えば「いらっしゃいますか」と言います。 ③訪問するのは学生だからです。

問2 ①私自身の食事について述べているので、丁寧語（美化語）の「お」は不要。②おめでたい席に提供される酒なので、「お」をつけましょう。③先生という目上の人のところにうかがうので、丁寧に「お」をつけましょう。

51 →本文121ページ

答

問1 ①召し上がる ②わかります ③おっしゃった ④うかがった（拝聴した） ⑤参る（うかがう）

問2 aご覧になる b拝見する c見ます d召し上がる eいただく f食べます gくださる hいただく iくれます

問3 ①a相談したい bご相談したい ②aくれます bくださいます ③a聞きました bうかがいました ④a行きます b参ります／うかがいます（①と②、③と④は順不同）

解説

問2 「ご覧になる－拝見する－見ます」などと日ごろから口に出して覚えるようにしましょう。

問3 「相談する→ご相談する→ご相談したい」などと、敬語表現に願望の助動詞がついたりすると複雑になりますが、少しずつ正確に身につけていきましょう。

52 →本文123ページ

答

問1 b

問2 終戦（の日）・8月15日

問3 （解答例）「女性の看護師に介助を代わってもらいますね」「昨日みたいに足浴にしますか」「女性の看護師に清拭してもらいましょうか」など。

解説

問1 患者は救急搬送されたばかりで、さらに酸素吸入器を使用している状態です。従って「苦しくないですか」などのイエス・ノーで答えられるような簡潔な質問の方が適切です。

問2 広島原爆の日（1945年8月6日）、長崎原爆の日（1945年8月9日）もあわせて覚えておきましょう。

問3 Aさんがなぜ「いやだわ」と言ったのかを考えましょう。男性看護師に裸を見られるのが恥ずかしいのかもしれません。入浴する気分になれないのかもしれません。それをふまえた解答を作りましょう。

53 →本文125ページ

答

問1 報告　連絡　相談

問2 ③

問3 報…②、⑤　連…①、⑥　相…③、④

解説

問2 医療従事者間の報告・連絡・相談を円滑に行うためには統一した言葉の使用が大切です。①患者のカルテを職種によって分けると、情報の共有がしづらくなる恐れがあります。従って不正解。②それぞれの医療従事者が患者を評価すること自体は大切ですが、最終的には医療従事者同士が相談し総合的に評価する必要があります。従って不正解。④チームのマネージメントは必ずしも医師が行う必要はありません。従って不正解。

問3 ②の「採血がすんだ」こと、⑤の「司会をやり終えた」ことは、「報告」に該当します。①は「研修がある」という予定を、⑥は「あと３分で救急車がそちらに到着する」という予定を発信しているので、「連絡」になります。③はある医師が他の医師と「相談」しています。④は「司会を引き受けてよいか」を「相談」しています。

54 →本文127ページ

答

④

解説

ａは「黙っていた」というところが報告を怠っていると考えられます。ｂは「恐い」という個人的な感情に基づいて行動しています。また、いくら優しくても「別の科」の看護師に的確なアドバイスがもらえるとは限らないため、正しい行動とは言えません。よってどちらも正しくありません。

56 →本文130ページ

答

問1 ①ｃ　②ｆ　③ｈ　④ａ　⑤ｅ　⑥ｇ　⑦ｂ　⑧ｄ

問2 ⑤

解説

問1 ａとｈが似ているように見えるかもしれませんが、④の「現状の紹介」には事実を、③の「そのテーマを選んだ理由、問題意識」には日ごろから考えていることを当てはめましょう。

問2 「看護職員として退職経験のある者の退職理由」は問１のｅから読み取れるので、それを当てはめた⑤を答えましょう。

復習テスト →本文132ページ

答

1

①ア　②ウ　③ウ　④イ　⑤ウ

2

①　②　⑤

3

①お読みください　②行かれますか　③ご覧になりましたか　④いただいた　⑤参ります／うかがいます　⑥お書きになったのですか　⑦拝見いたしました　⑧ご存知ですか　⑨申します　⑩お目にかかれて

4

①Ｂ　②Ａ　③Ｂ　④Ｂ　⑤Ａ　⑥Ｂ

5

①召し上がって　②ご用意ください　③お目にかかった（お会いした）　④餌(えさ)をやる

6

①ウ　②イ　③ア　④イ　⑤エ

7

③

8

④

9

②

10

④

11

①　④

12

④

13

①大好物→大好き

②熱量→熱意／エネルギー

③ヤバい→素晴らしい／立派だ　など

④刺さりました→感動しました／立派だと思いました　など

⑤マジで→本気で／一生懸命に

⑥私的に→私なりに／私としては

⑦爪痕を残したい→成果を残したい　など

解説

1

①「参る」も「おります」も謙譲語。「いらっしゃっています」「お見えになっています」「いらしています」に変えます。②「参る」はそもそも謙譲語なので、尊敬の助動詞「られ」をつけるのは不自然。「れる・られる」をつければすべてが尊敬語になる、というわけではありません。③「ご参加できます」は謙譲表現「ご～する」の可能形。④「お聞きして」も謙譲表現「お～する」の「する」が連用形になったもの。③も④も尊敬表現でなければならないことを、文からつかみましょう。⑤②と同様。

2

①**1**の②と同様です。②相手に勧めているのだから「召し上がってください」と尊敬語にします。⑤「おっしゃる」と「られて」で二重敬語です。

3

主語が省略されている文には、主語を「先生」「私」などと補ってみます。すると、尊敬表現にすべきものは①②③⑥⑧、謙譲表現にすべきものは④⑤⑦⑨⑩となります。

4

①駅員が客に言っているのだと推測できます。従って「お待ちして」は尊敬語「お持ちになって」に。③「ご感想」「いかが」が尊敬語なのだから、「参られた」も「いらっしゃった」に。「参る」はそもそも謙譲語。尊敬の助動詞「られ」をつけるのは不自然。④「あちら」「ください」から、尊敬語を使う相手らしいので、「うかがって」ではなく「お聞きになって」に。⑤敬語の使い方は問題ありません。「とんでもございません」は慣用的に使われていますが、正式には「とんでもないことでございます」。⑥「帰る」は五段活用動詞なので「帰らせていただきます」。

5

①校長先生の動作なので尊敬語を。②「ご～する」は謙譲語。相手は客なので尊敬語を。③「お会いされた」は二重敬語。自分の動作なので謙譲語を。④金魚は動物なので「やる」に変えましょう。すっかり「あげる」で定着していますが。

6

①ウの「お召しになってください」は「着てください」の意味。②イの「させて」は誰への使役なのかが不明です。③アは少しぶっきらぼうです。④イの「いたしました」は謙譲語。相手は上司なので、尊敬語に。⑤エは「来る」の尊敬語「おいでになる」に、さらに尊敬の助動詞「られる」を重ねて使っています(二重敬語)。

7

①「息子さんの気持ちは理解できます」と言ってしまうと、A さんの再婚に反対している息子の立場につく、という意味になってしまい、A さんを孤立させてしまうため、不適切。②「他の職員の考えを聞いてみましょう」と言うと、一見、他者の意見を聞くほど親身になっているような印象を与えますが、再婚というプライベートなことを他の職員に話すことにもなり、A さんに不信感を与えてしまう可能性もあるため、不適切。④「亡くなった B さんのことは忘れてしまったのですか」と言うと、A さんの人を好きになるという思いと、夫の死を乗り越えて新たな人生を踏み出そうという思いの、両方を否定することにもなりかねないため、不適切。

8

①インシデントレポートは医療事故になりそうな事例について記述し、報告するもの。従って警察への届け出義務はありません。医療施設が定めた書式で記述します。インシデントとは「ヒヤリ・ハット」とも呼ばれます。また、アクシデントレポートは医療事故の報告のこと。警察への届け出義務があります。アクシデントとは、医療行為の中で患者に傷害が及び、すでに損害が発生しているもので、「医療事故」と訳されます。②インシデントレポートは法令で書式は統一されておらず、医療施設の定めた書式に従って記入します。③医療事故になりそうな事例についても報告し、情報を共有し、原因を解明し、再発防止策を講じる必要があります。従って正しくありません。④医療事故になりそうな、あるいはなりそうだった事例を、医療施設全体の異なる職種間で共有することで、再発防止の対策を講じることにつながります。

9

A さんがレビー小体型認知症であることに注目。幻覚を伴うことがある点を押さえましょう。①転倒の危険を看護師が話しても、現在の A さんがどこまで理解し、納得してくれるかは疑問です。従って不適切。③「そこに小さい子どもがいる」と言っている A さんに対して「子ども時代の思い出を尋ねる」というのは、話をそらしているに過ぎません。従って不適切。④「子どもはどこかへ行ってしまった」と看護師が話すのは、幻覚を見ている A さんを否定することになるので不適切。

10

①②は、薬の服用を勧めているだけで、便秘が続いていることに対応していないため、対応として不適切。③便秘は統合失調症の薬の副作用ではないと、断定できるものではありません。従って不適切。

11

①構音障害があっても筆談ができるかもしれません。従って筆談でコミュニケーションをとるために文房具を準備することは適切です。② A さんの理解力には問題はないので絵カードの準備は適切とは言えません。③ここはリハビリテーションの場ではないので、構音の間違いを直して練習させるというのは適切とは言えません。④補聴器で聴力を、メガネで視力を補ってコミュニケーションをとることが適切です。⑤ open-ended-question（開かれた質問）ではなく、イエスかノーで答えることができる「closed-ended-question（閉ざされた質問）」の方が適切です。うなずきでイエスを、首振りでノーの意思表示をすることができるからです。

12

①患者と家族を構成員に加えることもあります。従って正しくありません。②患者の病状や治療の内容に応じて柔軟に設定するべきです。従って正しくありません。③患者が複数の医療機関や介護施設とかかわっている場合は、他の施設との間でチーム医療を行うこともあります。従って正しくありません。④メンバーの間で患者の情報を報告し合い、情報を共有して、相談のうえ、意思決定をすることが大切です。報告・連絡・相談の重要性を問う設問です。従って正解。

13

確かに俗語、流行語、若者言葉を使うと、その場が和んだり打ち解けたりすることもあります。しかし、はじめのうちはあまりに砕けた表現は慎み、敬意と礼儀のこもった言葉遣いをしましょう。相手から「ドン引き」されないように。

5章　聴く力

練習問題

59 →本文142ページ

答

問1　②

問2　④

問3　③

問4　②　⑤

解説

問1　傾聴の基本的な態度は受容と共感だからです。

問2　患者の痛みに共感した内容は④。相手の訴えに共感したことを表す話し方として、相手が口にしたことのポイントを繰り返す、という方法があります。それを実践したのが④です。

問3　問1と同様、傾聴の基本的な態度は受容と共感だからです。看護師国家試験では「傾聴」を、カウンセリングの角度から問うてくることもあります。

問4　①は一見するとAさんに共感しているようにも思えますが、現実にはAさんが住んでいるのは静かな住宅街。さらに「看護師には特に騒音は聞こえない」ということから、「大勢の人が大声で喋るからうるさくてしょうがない」というのは統合失調症の症状で幻聴である可能性が高いです。従って適切ではありません。②Aさんは以前に拒薬していたので、薬を飲んでいないことが幻聴の引き金になったとも考えられるため、服薬の確認をする必要があります。従って適切。③はAさんの幻聴という症状を否定することになってしまいます。従って不適切。④実際に騒音がひどいのならば、これは対策として効果的ですが、今回の「騒音」はAさんの幻聴であることが考えられます。従って不適切。⑤のように問い返すことでAさんの訴えを傾聴することにつながるため、適切な対応だと言えます。

60 →本文145ページ

答

問1　②

問2　④

問3　④

問4　①

解説

問1　①の通話、③の筆談、④の会話はいずれも言語を介したコミュニケーションです。

問2　非言語的な表現は言語的表現と同様にコミュニケーションにおいて重要な手段です。

問3　非言語の重要性を問うた問題です。①患者に対するテストであるならば、質問の順序を変えてしまうと正確な診断ができなくなることもありますが、ここでは情報の収集が求められているので、質問の順序を変えるなどして、臨機応変に対応することが大切です。従って不適切。②専門用語を用いると、患者に理解できないことがあります。従って専門用語を用いるようにするというのは適切な心がけではありません。③イエス・ノーで答えられる質問だけでは、収集できる情報に限界ができてしまいます。従って「何ですか」「どういうことですか」などと、患者に自由に答えさせるような質問も組み合わせたうえで、情報収集をすることが大切です。従って③は不適切。

問4　①「自尊の欲求」とは、自分には価値があり、他者から認められ尊敬されたいという欲求。絵を描いて地区の展覧会に発表する、ということは、他者にそれを見せて自分を認めてもらいたい、という心理の表れであることを読み取る必要があります。②「所属の欲求」とは、地域、職場、家族などの集団に属し、人々とかかわりたいという欲求。③「安全の欲求」とは、自分の周りから危険を遠ざけ、安全、安心に生活したいという欲求。④「生理的欲求」とは、人間が生命を維持するための基本的な欲求のこと。例えば食欲・性欲・睡眠欲など。「自尊の欲求」の意味を正しく理解できていれば②③④が不正解であることがわかります。

62 →本文149ページ

答

問1　① When（いつ）…3月8日、10時30分　② Where（どこで）…第2放射線

室　③ Who（誰が）… 123 号室の A さん　④ What（何を）…胸部 X 線撮影　⑤ Why（なぜ）…肺に水が溜まっていないか確認するため　⑥ How（どのようにして）…（私が）車椅子で介助

問2　③

問3　④

解説

問1　When（いつ）は時刻まで答えましょう。Why（なぜ）は、ここでは「何のために」と、How（どのようにして）は「看護師 B さんはどうやって」と理解して答えましょう。

問2　①スタッフルームに常に置いていては必要な時に取り出せない可能性があります。従って正解ではありません。②メモは必要な時、その場で取るようにします。従って不正解。③メモは必要な時にすぐに取り出し、書き込めるようにしておきましょう。④メモは要約しながら書くと内容が事実と異なる可能性があるので、ありのままを文字にするようにしましょう。従って不正解。

問3　①人の頭脳は何か情報を得た時、20 分後には約 40% を忘れると言われています。従って正しくありません。②人の頭脳は何か情報を得た時、1 週間後には約 80% を忘れると言われています。従って不正解です。③一般的にはこのように言われることもありますが、エビングハウスの忘却曲線の理論には該当しません。従って正しくありません。④エビングハウスの忘却曲線は、人は忘れる動物なので、必要事項はメモを取ることの大切さを教えてくれます。

復習テスト

→本文152ページ

答

1

①

2

②

3

①

4

実習名：患者への日常生活援助実習
月日：3 月 10 日
9：00~9：15：カンファレンス
9：30~：実習開始
場所：1 号室
実習内容：トイレ介助
前日までにしておくこと：担当患者の既往症を指導看護師より確認しておくこと

5

③

6

②

解説

1

①血管性認知症があるといっても、要介護 1 ということから考えると、寝たきりで体を動かすことが全くできない、ということは考えにくいです。従って、生活リズムを整え、他者とかかわる機会を得るためにはデイサービスを利用することを提案するのは適切です。それによって気分転換ができ、長男に暴言を吐くという事態の改善につながるかもしれないからです。②たとえ A さんの長男の話を傾聴したあとであっても、「A さんを怒らせないように」という助言は表面的。暴言や怒りやすいことは、血管性認知症が原因であると、長男に理解してもらう必要があります。従って不適切。③暴言や怒りやすいことは、②と同様、血管性認知症の症状であり、長男に非があるのではないことを理解してもらい、訪問を続けてもらうようにする必要があります。従って不適切。④長男は週 1 回しか訪ねていないため、おそらく毎日服用の必要がある薬の内服介助を提案するのは非現実的。従って不適切。

2

①視線は相手（医療現場では患者を指すことが多い）と同じ目線で見、話を進めることが大切です。ゆえに不正解。③コミュニケーションを図る時は落ち着いた環境が求められま

す。立ったまま話をするというのは、せわしないものになってしまいます。従って不正解。④良好な非言語的コミュニケーションを図ることで、相手との信頼関係を構築することができます。従って不正解。

3

①「否定的感情の表出」とは「私なんて生きていても仕方ない」「いくら努力してもリハビリテーションの成果が上がらない。私はだめな人間だ」などマイナスの気持ちを表現すること。医療従事者はそれを受容と共感することで、患者とのコミュニケーションが構築できます。従って適切。②専門用語を多く使うことで、かえって患者が理解不能に陥ったり、誤解をしたりすることにもなりかねません。患者にわかりやすい言葉を使うことが大切です。従って不適切。③会話の量が多ければ信頼関係が深まるとは限りません。一般社会と同様、医療現場においても量よりも質が大切です。従って不適切。④言語による表現は、コミュニケーションの1割程度である、というのは前述した通りです。患者の表情にも充分注意を払う必要があります。従って不適切。「否定的感情の表出」がわからない時は、②③④は不適切であると考え、消去法で解くのもよいでしょう。

4

Aさんは1班であることに注意をしてメモを完成させましょう。聴き取るべき情報は「全員への告知」と「1班への告知」です。

5

ノートはスペースに余裕を持って書いていくことを心がけましょう。

6

間違ったところはすぐ消して新しく書き直すのではなく、別のスペースに新しく書き直したり、間違いだけを1冊に集めたノートに書き込んだりします。それによってどこが間違ったのかが明らかになります。

MEMO

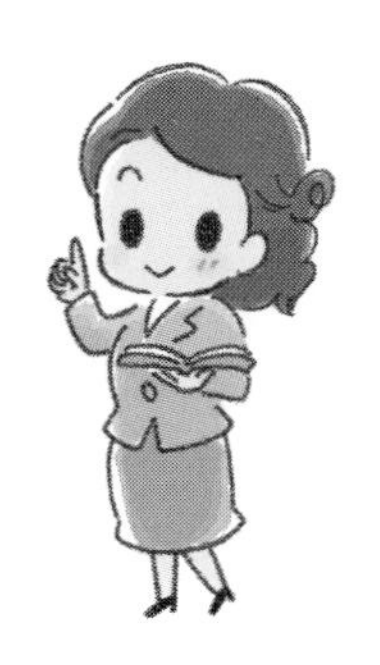

石関直子
Naoko Ishizeki

東進ハイスクール・東進衛星予備校小論文科講師、ena 看護小論文講師。受験小論文界のカリスマ。担当した授業時間数、担当した生徒数、執筆した参考書数ともに、現役指導者の中でトップクラス。華道家としての顔も持つ。『メディカルVブックス　看護・医療系の国語常識　新旧両課程対応版』（Gakken）など著書多数。

STAFF

編集	髙野直子・田中宏樹（Gakken）、 佐藤千晶（株式会社シナップス）
デザイン	山口秀昭（Studio Flavor）
本文イラスト	まなかちひろ（90 ページ以外）
データ作成	株式会社四国写研

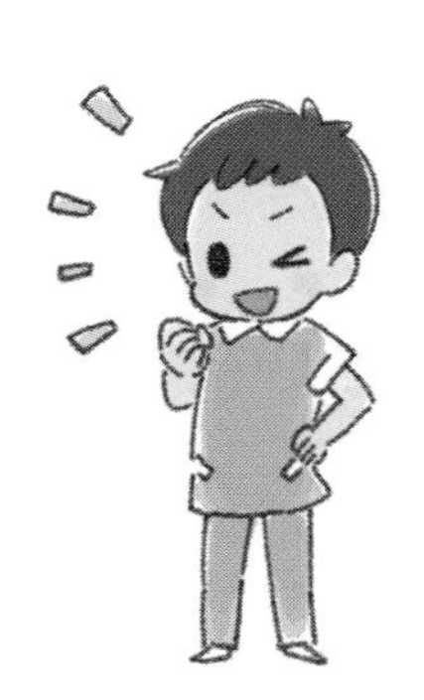

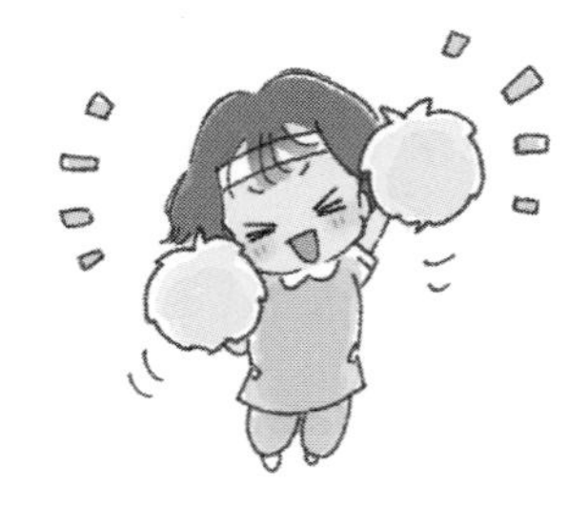